心脏
重症康复临床专家共识

主 审 张海涛 张 静
主 编 徐丹苹

U0212344

人民卫生出版社
·北京·

图书在版编目（CIP）数据

心脏重症康复临床专家共识／徐丹苹主编.—北京：人民卫生出版社，2021.2

ISBN 978-7-117-31238-7

Ⅰ.①心… Ⅱ.①徐… Ⅲ.①心脏病—险症—康复医学 Ⅳ.①R541.09

中国版本图书馆CIP数据核字（2021）第024233号

| 人卫智网 | www.ipmph.com | 医学教育、学术、考试、健康，购书智慧智能综合服务平台 |
| 人卫官网 | www.pmph.com | 人卫官方资讯发布平台 |

心脏重症康复临床专家共识

Xinzang Zhongzheng Kangfu Linchuang Zhuanjia Gongshi

主　　编：徐丹苹
出版发行：人民卫生出版社（中继线 010-59780011）
地　　址：北京市朝阳区潘家园南里19号
邮　　编：100021
E - mail：pmph @ pmph.com
购书热线：010-59787592　010-59787584　010-65264830
印　　刷：三河市宏达印刷有限公司（胜利）
经　　销：新华书店
开　　本：889×1194　1/32　印张：5.5
字　　数：89千字
版　　次：2021年2月第1版
印　　次：2021年3月第1次印刷
标准书号：ISBN 978-7-117-31238-7
定　　价：36.00元

打击盗版举报电话：**010-59787491**　**E-mail：WQ @ pmph.com**
质量问题联系电话：**010-59787234**　**E-mail：zhiliang @ pmph.com**

心脏重症康复临床专家共识

Xinzang Zhongzheng Kangfu Linchuang
Zhuanjia Gongshi

主　审　张海涛　国家心血管病中心

　　　　　　　　中国医学科学院阜外医院

　　　　张　静　阜外华中心血管病医院

　　　　　　　　河南省人民医院心脏中心

主　编　徐丹苹　广东省中医院

副主编（以姓氏笔画为序）

　　　　王　侠　广东省中医院

　　　　刘　城　广州市第一人民医院

　　　　孙艳玲　洛阳市第一中医院

　　　　李　颖　武汉亚洲心脏病医院

　　　　李晋新　广东省中医院

　　　　曹芳芳　国家心血管病中心

　　　　　　　　中国医学科学院阜外医院

　　　　曾庆春　南方医科大学南方医院

编　委（以姓氏笔画为序）

丁懿宁　广州中医药大学

王　磺　山东省立第三医院

王彦辉　北京市第一中西医结合医院

车　琳　同济大学附属同济医院

史嘉玮　华中科技大学同济医学院附属协和医院

刘伟静　上海市第十人民医院

刘志刚　泰达国际心血管病医院

李　韧　郴州市第一人民医院

李　虎　南部战区海军第一医院

李　倩　广州中医药大学

李白翎　海军军医大学第一附属医院（上海长海医院）

李晓东　中国医科大学附属盛京医院

杨树森　哈尔滨医科大学附属第一医院

吴炳鑫　广州中医药大学

沈　琳　山东大学齐鲁医院

张　松　上海交通大学医学院附属新华医院

张桂兰　孝感市中心医院

陈子英　河北医科大学第二医院

陈玉国　山东大学齐鲁医院

陈琦玲　北京大学人民医院

林　玲　浙江大学医学院附属邵逸夫医院

林泺琪　广州中医药大学

林晋海　广州中医药大学

金　晓　广州中医药大学

郑　杨　吉林大学第一医院

孟海燕　山东省立第三医院

钟碧莹　广州中医药大学

耿　敖　北京市第一中西医结合医院

徐书君　广州中医药大学

唐新征　广州中医药大学深圳医院

黄兆琦　广州医科大学附属第三医院

章渭方　浙江大学医学院附属第一医院

董　啸　南昌大学第二附属医院

惠海鹏　中国人民解放军总医院（301医院）

谢　波　上海交通大学医学院附属仁济医院

穆心苇　南京市第一医院

重视临床实践

适当丹萃牧陵新着

陈可冀
二〇二〇年二月
北京

陈可冀院士题词

前　言

《中国心血管病报告 2018》指出，我国心血管病的患病率及死亡率仍呈逐年上升趋势，心血管病占居民疾病死亡原因构成的 40% 以上，为我国居民的首位死因。面对心血管病的严重挑战，通过手术治疗或单纯药物治疗并不能持久、有效地改善心血管病的预后。而国内外研究数据证实，通过早期诊断、规范化治疗，以及心脏康复和预防策略可以显著降低心血管病重症患者再次发生心脏事件的风险，减少心脏负担。心脏重症康复的对象涵盖了急性心肌梗死、起搏器植入术后、严重心律失常、严重心力衰竭、心脏移植术后及心脏外科术后（如瓣膜修补术或置换术）等诸多领域。心脏重症康复可减轻心脏病的生理和心理影响，减少心肌梗死和猝死危险，控制心脏症状，稳定或逆转粥样动脉硬化过程，改善患者的心理和职业状态。

大量的研究证实，稳定型心绞痛、冠状动脉旁路移植术（coronary artery bypass grafting，CABG）、经皮冠状动脉介入治疗（percutaneous coronary intervention，PCI）、各种原因导致的慢性心力衰竭、心脏瓣膜置换或修复术后以及心脏移植术后患者，可从心脏康复项目中获益。

心脏康复已有 70 多年的历史。关于心脏康复的发展，西方国家早于我国开始研究多年，积累了大量的经验和数据，建立了很多模式。《中国心血管病报告 2018》显示，目前心血管病死亡率占城乡总死亡原因的首位，农村为 45.50%，城市为 43.16%。可见，心血管病负担日渐加重，已成为重大的公共卫生问题。面对众多的心血管急症发病和 PCI 后等危重心血管病患者，目前我们的关注重点在发病急性期的抢救与治疗，往往对发病前的预防以及发病后的康复没有足够重视，导致患者反复发病、反复住院，医疗开支不堪重负。

我国从事重症医学的人员相对比较缺乏，从事专业重症康复的医务工作者更少。从总体上看，我国重症康复发展比较慢，还不够普及，不够广泛。因此，心脏重症康复与二级预防在中国势在必行。我国心脏康复的工作开始于 20 世纪 60 年代，当时开展的项目主要是风湿性心脏病的运动锻炼。之后，80 年代初，周士枋、励建安等启动慢性冠心病的康复；80 年代末，曲镭启动急性心脏康复进程；90 年代，刘江生启动中国心脏康复专家共识工作。21 世纪初，心脏整体康复的倡导促进了心脏重症康复的普及，此后相继发布了《75 岁及以上稳定性冠心病患者运动康复中国专家共识》《慢性稳定性心力衰竭运动康复中国专家共识》，尤其是 2011 年成立并每年举办的长城心脏重症与预防康复论坛，为推动我国心血管重症康复的发展注入了源源不断的动力。心脏重症患者的康复医疗应在有关心脏专科、冠心病监护病房（CCU）和康复医学科专家指导下，由医师、康复治疗师和护士等协调进行。此外，还要对陪护和家属进行有关的健康教育。但目前，我国的医院在这些方面主、客观条件都还不够完善，心脏重症康复治疗在我国的普及率较低，实施起来患者依从性差，水平参差不齐，缺乏统一的、有资质的培训，相对来说处在起步阶段。

目前，开始实施心脏重症康复（Ⅰ期康复）的国际临床指征主要有以下几个：①过去 8 小时内没有新发或再发胸痛；②无明显心力衰竭失代偿征兆；③过去 8 小时内没有新发心律失常或心电图改变；④心肌损伤标志物水平没有进一步升高为启动心脏康复的

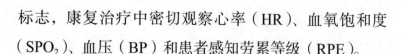

标志，康复治疗中密切观察心率（HR）、血氧饱和度（SPO_2）、血压（BP）和患者感知劳累等级（RPE）。

但是重症康复中尚缺乏精准有效的连续监测和疗效评估手段。我国已开展的心脏康复Ⅰ期临床路径中有提到运用动态无创心输出量监测系统。心脏康复的心肺运动试验指南2016年更新版将动态血流动力学的临床价值单独列出，指出其对心功能的评估价值更加直接。目前的临床实施过程中尚无统一的标准。为规范动态血流动力学在心脏重症康复中的应用，以及学术发展体系建设与质量控制的需求，2019年6月中国医师协会重症医学医师分会心脏重症专家委员会推出《基于无创心输出量测量系统的心脏重症康复专家共识》，为中国心脏重症康复动态无创心输出量监测系统的标准应用及临床治疗提供借鉴和指导。本手册在该共识的指导下，进一步扩展了相应内容，以期为中国心脏重症康复事业起到一定的借鉴作用。

由于有关无创心输出量监测系统指导心脏重症康复大规模高质量临床研究如多中心随机对照研究尚十分缺乏，本专家共识多参照专家临床经验及一部分循证医学证据。共识的推荐强度由推荐级别及证据水平组成。推荐级别：Ⅰ类，已证实和/或一致公认有效；

Ⅱ类，有用性和有效性的证据尚有矛盾或存在不同观点；Ⅱa类，有关证据和/或观点倾向于有用和有效；Ⅱb类：有关证据和/或观点尚不能充分说明有用和有效；Ⅲ类，已证实和/或一致公认无用和无效并在有些病例可能有害，不推荐应用。证据水平：证据水平A，资料来源于多项随机临床试验或荟萃分析；证据水平B，资料来源于单项随机临床试验或多项非随机试验；证据水平C，专家共识意见和/或基于小规模研究、回顾性研究和注册研究的结果。

共识专家组

2020 年 10 月

目　录

第一章
心脏重症康复的开展背景

世界卫生组织（WHO）于 1964 年提出心脏康复概念，并在冠心病监护病房（CCU）广泛开展。心脏康复可以避免因长期卧床给患者带来的痛苦，控制危险因素，增加患者对疾病的认识，预防和纠正焦虑、沮丧、抑郁等不良心理，在医师的指导和监护下，积极进行提高心脏负荷的康复训练，缩短住院时间，有助于患者早日恢复正常的生活和工作。近年来，研究显示，心脏重症康复可以显著改善生活质量，加快心功能恢复，降低不良事件发生率及再住院率，改善远期预后。2007 年，美国心血管和肺康复协会/美国心脏协会（AACVPR/AHA）将心脏康复定义为综合的、协调的长期计划，内容包括医疗评价、运动处方、纠正心血管病危险因素、教育、咨询及行为干预等。

心脏康复是一项全面长期的计划，最终目的在于减少心血管病带来的生理和心理的影响，降低再发心血管事件和猝死的风险，控制心脏症状，稳定或逆转动脉粥样硬化，使患者重返家庭与社会，减少猝死并预防心血管事件发生。有数据显示，心脏康复对冠状动脉血运重建以及其他接受药物治疗或起搏器治疗的患者有益处。在一项 601 099 人参与的大型医学研究中，Suaya 等评估了心脏康复的作用。该项研究的参与者均为冠心病患者或冠状动脉血运重建术后，并都是心脏康复的适宜人群。研究者发现，相对于未参与者，参与心脏康复的人群死亡率明显下降（21%～34%）。心脏运动康复有别于"伤病康复和瘫肢康复"。伤病康复和瘫肢康复主要针对住院期间的患者，这些患者往往长期卧床，住院期间主要的治疗、护理和康复训练都在医院进行，由医护人员和家属共同完成，而出院后可能由于家属护理技能和康复知识的缺乏，最终使大部分的康复训练计划未能完成，从而进一步影响其生活质量。而心脏重症康复主要以运动疗法和功能训练为核心，结合药物处方和营养处方，重视患者出院后的随访，加深了患者、家属和医护人员的互动性，使患者和家属能够更积极主动有效地参与到治疗、护理与康复的过程，尽早恢复身体功能，减轻家属的负担，对于改善患者的生存质量、预防心血管事件的发生具有重要意义。

传统心脏康复是从急性心肌梗死开始的。随着心血管临床医学的发展，心脏介入性治疗和心脏手术的开展，心脏重症康复的概念也被广泛接纳。心脏重症康复涵盖了急性心肌梗死、心力衰竭危重症以及冠状动脉成形术、冠状动脉旁路移植术、瓣膜置换术、心脏移植术等围手术期领域，通过给予心血管危重症患者合理的运动康复训练，遵循个体化原则，观察运动刺激下的心血管反应，并根据患者的病情、个人喜好、体质及评估结果制订最佳的方案及强度，从而调节身体主要脏器的功能，提高情绪和生活能力，显著改善患者的生活质量，加快心功能恢复。

心脏重症康复不仅仅是心肌功能的恢复，更是心血管功能与体能的恢复。心血管重症患者往往个体差异很大，其特点是合并用药多、并发症多及共病多，病情比较复杂。除了常合并高血压、脑卒中、2 型糖尿病、高脂血症外，更重要的是常常有心肌缺血、心力衰竭、呼吸衰竭以及肢体肌肉的耗能大、神经控制肌肉能力弱、营养不良等，因此对心脏重症患者进行运动康复时不能仅仅关注一个脏器，还需要兼顾全身各系统及其相互作用，做好二级预防工作，降低不良事件发生率及再住院率，改善远期预后。

心血管功能是衡量身体健康以及运动能力最重要的指标之一。自 1899 年 Henschen 建立 "Sports heart" 的概念起，运动与心血管功能一直是运动生理学最重要的研究领域。心脏重症患者在运动康复过程中，会产生一系列效应，主要表现在肌张力增高、静息性心率过缓、血压下降、周围静脉张力增加、血容量扩张，心肌收缩力和心输出量（又称心排血量）也随之增加，从而降低心肌耗氧量，改善心脏功能。不同的体位、情绪变化或安静时，特别是合并心力衰竭的患者，心血管的运动生理学都会有相应的变化。因此，心脏重症康复患者在康复过程中强调心脏康复的个体化治疗，不同心血管病的特点不同，心脏康复的方法亦各有侧重，临床医师在使用本手册推荐的心脏康复操作方法时，可选择性地根据不同疾病选择具体的心脏康复方法。

一、心脏重症患者的常见病理生理状态

（一）心力衰竭

左心衰竭以肺循环淤血为主要临床表现，右心衰竭以体循环淤血为主要临床表现，这些均是心输出量减少的结果。在心输出量下降的情况下，心脏主要依赖 3 种代偿机制来维持心功能。

1. 交感神经兴奋　这是一种快速代偿反应，心率加快、提高心肌收缩力。

2. 心脏扩张　根据 Frank-Starling 机制（图 1-1），提高心脏前负荷以维持每搏输出量。

3. 心肌肥大　一方面增加心肌收缩力，维持心输

出量；一方面降低室壁张力，降低心肌耗氧量。

短期内，上述代偿机制可维持正常心输出量，但最终会加重病情，形成恶性循环。

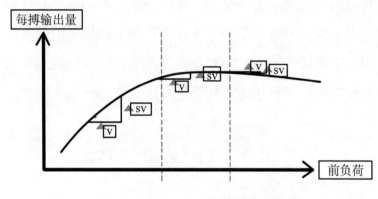

图 1-1 Frank-Starling 机制

（二）急性心肌梗死

急性心肌梗死是冠状动脉急性、持续性缺血缺氧所引起的心肌坏死。一方面，心肌严重缺血坏死导致左心室功能不全，与左心室肌损伤程度直接相关；另一方面，心肌缺血也会导致舒张功能障碍，最初可出现左心室舒张期顺应性增加，而后因左心室舒张末期压力的过度升高而下降。急性心肌梗死的恢复期，由于左心室纤维性瘢痕的存在，左心室顺应性减低。在血流动力学上，左室排空障碍亦导致前负荷增加，左心室容积和压力增加，心室壁张力增大，心室后负荷也增加。心室后负荷增加，不仅阻碍左心室射血排空，亦可使心肌耗氧量增加，更加重心肌缺血。如果心肌缺血或坏死不严重，正常心肌可以代偿以维持左心室功能。一旦出现大面积坏死，就会出现泵衰竭甚至心源性休克。此外，心肌严重缺血时，膜电位明显降低，促使慢反应动作电位发生。慢反应的自律活动，随膜电位减小而不断增高。心脏内的潜在起搏点可由于这种特殊自律活动而形成异位节律，常见为室性期前收缩。此外，缺血区心肌细胞缺血性损害程度不一致，造成复极化的速度不均匀或有部分极化状态存在，易引起折返性室性心动过速。

（三）非心脏手术的心脏重症患者

心脏重症患者可能伴有需施行手术的心脏外疾病。围手术期的生理、心理负荷对心脏的影响值得注意。心脏重症患者合并主动脉破裂、危及生命的大出血等必须紧急实施手术才有可能挽救患者生命的情况下，不应首先考虑心脏的危险性，但术后应加强心脏方面的监测。当心脏重症患者是否施行非心脏手术以及何时实施手术还有选择余地时，评估心脏危险性则是重要的。严格来说，非心脏手术后心血管病（CVD）并发症好发于明确诊断或无症状的缺血型心脏病、左室功能不全、心脏瓣膜疾病及心律失常的患者。非心脏手术引起长时间血流动力学异常及心脏异常负荷。

1. 冠心病　非心脏大手术的患者中，接近50%的死亡是由于心血管并发症，其中＞90%为冠心病患者，故应仔细评估左室功能储备和冠状动脉血流储备或缺血负担。

2. 心力衰竭　心力衰竭伴发的心血管风险由基础疾病的性质决定，因此应尽早识别左室收缩或/和舒张功能不全、瓣膜情况。若有冠心病危险因素，应进一步评估冠心病是否为左室收缩功能不良的原因。

3. 高血压　是诱发冠心病（coronary heart disease, CHD）的重要因素（诱发或加重心肌缺血）。

4. 心脏瓣膜疾病　严重主动脉瓣狭窄时发生心血管事件的风险最大。固定的左室流出道梗阻，严重限制左室功能储备。伴左室肥厚易发生左室舒张功能不全和肺淤血。左室肥厚、左室流出道梗阻和左室腔内高压力易发生心肌缺血。二尖瓣狭窄患者心率影响血流动力学，中度心动过速可促发肺淤血。主动脉瓣关闭不全易发生容量负荷过重。严重二尖瓣关闭不全可发生容量负荷过重和肺淤血。

5. 心律失常 良性心律失常也可能暴露隐匿性并发症，因此良性心律失常也是危险因素。室性异位节律常不需要特殊治疗，除非伴有低灌注，应关注由其引发的围手术期心房颤动可导致心力衰竭。

二、心脏重症康复的目的

（1）降低心脏重症的死亡率及再住院率。

（2）加强心血管危险因素的管理。

（3）改善心理健康和生活质量，使患者恢复到最佳生理、心理和职业状态。

（4）最终目的是不仅尽量延长患者的寿命，还试图恢复患者的活动和工作能力。

三、心脏重症康复与伤病康复和瘫肢康复的异同

传统意义上的康复多指伤病康复和瘫肢康复，主要研究病、伤、残者功能障碍的预防、评定和治疗，是以改善躯体功能、提高生活自理能力和生存质量为目的，常采用物理治疗、作业治疗、言语治疗、心理咨询、传统医学理疗、康复护理及社会服务等手段。而心脏重症

康复是一个针对心脏重症患者的全面的、长期的计划，涉及医疗评价、运动处方、心脏风险因素管理、教育和咨询。虽然两者都有运动的因素在里面，但是前者仅为物理治疗，后者虽然以运动训练为核心部件，但强调的是心肺功能、血管功能及体能的恢复与提高，并着力于优化心血管风险，不仅改善心肺等器官功能及生活质量，还降低死亡率和发病率。

四、心脏重症中运动康复的评估要点

运动或活动，一直被认为是一种提高心脏重症患者甚至正常人生活质量的方式。其对心、肺、血管产生有益的变化如下：

（一）对心脏本身的影响

增强心肌收缩力，抑制心肌纤维化和病理性重构；增加冠状动脉血流，促进冠状动脉侧支形成；抑制或延缓动脉硬化的发生和进展；改善心率。

（二）对外周循环的影响

提高骨骼肌摄氧和利用氧的能力；对血液流变的影响；改善自主神经功能；抑制炎症反应；调节血压；调节情绪，改善心理状态。

（三）控制危险因素

可改善心脏重症患者的心血管危险因素，如吸烟、血脂、体重、血糖等。

运动处方的制订是心脏运动康复的关键环节。运动耐量客观定量评估对个体化运动处方的制订和康复效果评估至关重要。目前，常以心肺运动试验（cardiopulmonary exercise test，CPET）作为人体心肺代谢等系统整体功能客观定量评价的最常用手段。CPET 强调运动时外呼吸和细胞呼吸耦联，心肺代谢功能的相互配合以实现气体交换作用，综合分析心、肺、运动、代谢及其调控的相互联系。可观察的指标有：

1. 心脏形态学　心肌质量、左室舒张末期容积、冠状动脉直径、冠状动脉侧支循环等。

2. 血流动力学　循环动力（circulatory power，CP。CP=运动时峰值摄氧量×收缩压）、静息和运动心率、每搏输出量、最大心输出量、左室射血分数、最大耗氧量等。

3. 心肺功能评估　峰值摄氧量、通气量/二氧化碳排出量斜率、二氧化碳通气有效性（通气量/二氧化碳排出量最低值）、摄氧效率平台（oxygen uptake efficiency plateau，OUEP）、呼吸震荡等。

但是，心脏重症患者常不能耐受 CPET。

第二章
运动训练后心血管系统的适应性改变

一、正常人体"动""静"状态下的血流动力学情况

血流分配体现了人体各组织器官实时代谢需求。在静息状态下，约一半的血流供应给肝和肾，骨骼肌的血流仅占 15%~20%；而在较高强度运动中，骨骼肌的代谢需求骤增，在心血管调节活动的作用下心输出量显著增加，在保障心脑血液供应的前提下，骨骼肌的血流量可增加至心输出量总量的 80% 以上，肝肾的血流供应相应降低（图 2-1）。这种现象称为运动中的血流再分配（blood flow redistribution）。运动中血流再分配一方面如前所述，受神经内分泌调节的作用，另一方面局部调节也起重要作用。局部调节的主要机制包括：

（1）在乙酰胆碱、缓激肽等物质作用下血管内皮释放一氧化氮（NO）、前列腺素、血管内皮超极化因子等血管活性因子，使血管平滑肌舒张，引起骨骼肌血管扩张。

（2）骨骼肌代谢增加引起局部扩血管效应：骨骼肌摄氧量增加导致局部相对缺氧，引起小动脉舒张，同时代谢底物不足和二氧化碳、H^+、K^+、乳酸等代谢产物浓度增加也能够促进骨骼肌血管舒张。

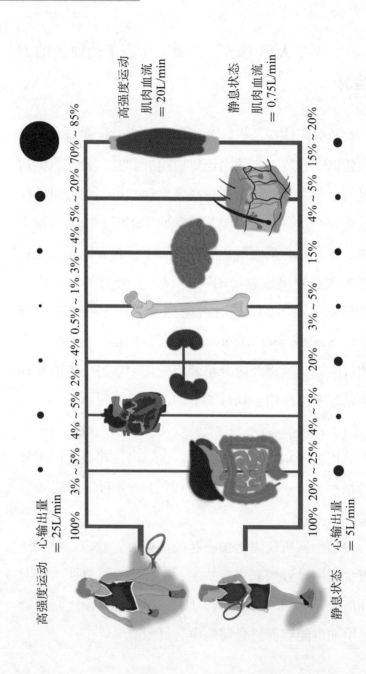

图 2-1　静息状态及高强度运动中的血流分配情况改变

14

运动中血流再分配的结果是大量血液集中在骨骼肌局部循环内，临床上有时会观察到运动中因脑供血不足导致的头晕症状。与运动中血流再分配相似，进食后消化系统的血流量可增加 10 倍左右，如果在进食后短时间内进行运动，消化系统将与骨骼肌"竞争"血液供给，脑部供血相对减少，增加运动中发生骨骼肌痉挛、甚至低血压晕厥的风险，同时也会导致消化不良，因此应避免进食后进行运动。

二、心血管系统的运动生理反应

（一）有氧运动时的心脏反应：关注增加心输出量

心输出量（cardiac output，CO）是指每分钟一侧心室射出的血液总量，又称每分输出量。静息状态下为 4.5 ~ 6L/min。然而，在最大运动状态下，其因人而异，从健康未经训练人的 20L/min 到优秀健美运动员的 40L/min。CO 这种变异在一定程度上解释了最大耗氧量（VO_{2max}）的变异。VO_{2max} 指人每千克体重每分钟可以使用氧量的毫升数，正常值为 35 ~ 85ml/（kg·min）。CO 可以通过心脏每搏输出量（stroke volume，SV）计算。CO = SV × HR。在有氧运动时，SV、HR 均增加。

SV 为一次心跳一侧心室射出的血液量，等于心舒张末期容积与心收缩末期容积之差值，左、右心室的搏出量基本相等。左心室 SV 是心血管运动生理学关注的焦点，在有氧运动时，舒张末期容积（前负荷）和心肌收缩力增加。静息状态下 SV 为 60～80ml，在运动过程中，充盈量和收缩力的增加使 SV 呈倍数增加，且受年龄、性别、遗传和运动状况的影响。SV 随运动而增加，到 50%VO$_{2max}$ 时 SV 增加到平台期，在此之后，SV 随 HR 呈线性增长从而增加 CO。在一次渐进的有氧运动中，达到最大状态过程时，HR 随 VO$_2$ 增加而呈线性增加，VO$_2$ 每增加 3.5ml/（kg·min）则 HR 约增加 10 次/min。有氧运动靶心率标准计算公式：最大心率 = 220 – 年龄（±12）。在最大运动时，高 HR 有可能降低左心室充盈时间，可能导致 CO 减少。此外，CO 与机体新陈代谢水平相适应，可因性别、年龄及其他生理情况而不同。如，健康成年男性静息状态下 CO 为 5L/min（4.5～6.0L/min）。女性比同体重男性的心输出量约低 10%，青年时期心输出量高于老年时期。

（二）心脏对有氧运动的长期适应：增加 CO 的机制

无论健康人群还是心脏重症患者，不论年龄和性别，有氧运动都有益于心脏形态学。在运动过程中，左心室形态学改变从而引起相应生理功能的适应。其机制在于：①增加心肌收缩力；②增加前负荷和增加心肌松弛，增加舒张早期充盈。虽然大部分注意力都集中在左心室（LV）上，但值得注意的是，在右心室（RV）上也出现了形态上的适应性改变，这也反映了 LV 的适应性。运动诱导的心脏适应性变化明显受健康个体的影响，这些因素包括年龄、性别、遗传学、训练前状态、训练模式等，这些适应导致运动时 CO 增加。如：运动时，由于心交感中枢兴奋和心迷走中枢抑制，①使心率加快，心肌收缩力加强，②使容量血管收缩，体循环平均充盈压升高，也有利于增加静脉回流，从而增加前负荷，③由于心输出量显著增加，故收缩压升高。或肌肉血管舒张对外周血管阻力的影响大于其他不活动器官血管收缩的代偿作用，故总的外周血管阻力仍有降低，表现为动脉舒张压变化不大或有降低。此外，随着年龄的增长，心脏功能的下降，有氧运动能力亦随之下降。然而，心血管病患者的形态学变化不太明显，这是心脏重症患者与年轻人和健康个体之间的一个重要区别。

（三）心脏重症：心脏生理改变 = 有氧运动减少

正常的心功能是定义最大有氧能力的基础。心脏重症患者心脏形态学发生改变（心脏扩张从代偿时的紧张源性扩张，过渡到失代偿时的肌源性扩张，向心性或离心性肥大），从而心功能受损，CO 下降的同时 VO_{2max} 亦下降。在心力衰竭患者中，接受运动康复后，VO_{2max} 虽然较之前增加，通常不超过 20ml/（kg·min），但远低于同年龄、同性别人群的正常值。心肺运动试验是心力衰竭患者的标准评定方法。然而，没有正常的心脏生理学，不可能实现最大有氧能力。

三、心血管系统的运动生理改变

人体在进行短时间的运动训练时，会根据运动需求增强循环、呼吸等相关系统做功，以保证运动系统的供血。若反复有规律地进行有氧训练，人体可发生一系列适应性改变，主要表现在改善耐力、心率储备、心搏量、心输出量、心功能储备、血压、周围血流等各项生理指标，以及增强肌肉能源利用效率、调节自主神经功能、促进新生血管生成、动脉重构、改善内皮功能等。要实现这些改变需要花费一定的训练时间，且每种适应性改变所花费的时间不尽相同。例如心功能储备在训练数周后即有所提升，连续训练 9~12 个月后可以达到峰值；高血压患者单次训练后即可观察到血压一定程度的降低，而维持和增强此降压效果则需要长期坚持运动训练。

（一）耐力提高

耐力（endurance）包含心肺耐力和肌耐力两方面含义。肌耐力决定了特定肌肉或肌群持续进行运动的能力。心肺耐力则是维持全身性运动的基础，为运动系统提供氧气及其他营养物质，是肌肉进行有氧代谢的前提，因此心肺耐力也称有氧耐力（aerobic endurance）。

有氧耐力是临床上评估患者健康状况、制订运动治疗方案、评估治疗效果的重要指标。最大摄氧量（VO_{2max}）是公认最客观的评价有氧耐力的实验室指标，通常由心肺运动试验测得。长时间的有氧训练可以提高有氧耐力，未经训练的人群经过 20 周的有氧训练，VO_{2max} 可提高 15% ~ 20%。

长期有氧训练的有氧耐力获益，与心血管系统的适应性改变密切相关。根据 Fick 公式，VO_{2max} 可以由心输出量及动、静脉血氧含量差值（$CaO_2 - CvO_2$）计算得出，公式：$VO_{2max} = HR_{max} \times SV_{max} \times (CaO_2 - CvO_2)$。

如前所述，HR_{max} 与年龄相关，可视为常量，因此，VO_{2max} 的主要影响因素是运动峰值的心搏量，以及周围组织的氧摄取率。

（二）血容量增加

运动训练可使血容量增加 10% 左右，其机制尚不完全明了。血容量增加有利于增加心脏前负荷，提高心搏量。第一次运动训练后血容量即可增加，原因可能是肌肉运动导致血液中钾离子含量增加，随后肾远曲小管醛固酮受体表达增多，促进水、钠重吸收。经过 2～3 次运动训练，血液中的白蛋白含量代偿性增加，以维持正常的血浆渗透压。白蛋白增加与运动相关皮质醇分泌增多有关。

（三）心脏结构改变与心功能储备改善

长期运动训练可以使心室腔扩大、心肌增厚，如"运动员心脏"。与病理性心肌肥厚不同，这种结构的改变是可逆的，且伴有心功能的增强。心脏结构的改变与运动训练的类型相关：单纯有氧运动，心室腔扩大，心室壁增厚；单纯抗阻运动，心室壁增厚更加明显，心室腔大小可无明显改变。有氧训练后心脏结构改变带来的功能变化包括心室充盈能力增加，心脏搏动更加有力，心搏量增加，同时静息心率降低。据报道，经过 2 周的常规有氧训练，静息心率可降低 10 次/min 左右。其机制一方面是有氧训练后血容量增加，心室前负荷增加，心搏量改善，通过压力感受反射降低心率；另一方面，有氧训练后心交感神经张力降低，心迷走神经活动优势相对更加明显，静息心率下降。

静息心率降低的最大意义在于心率储备的增加（心率储备＝最大心率－静息心率）。以 20 岁的男性举例说明：训练前静息心率 70 次/min，运动中心率可提升（220－20－70）/70＝1.86 倍，经过训练后静息心率降低至 60 次/min，运动中心率可提升（220－20－60）/60＝2.33 倍，即训练后心率储备明显提升。单纯的抗阻运动后，心脏结构改变以心室壁增厚为主，心室腔增大不明显，因此，抗阻运动降低静息心率、提高静息状态心搏量的效果不及有氧训练。

（四）血压

运动结束后，通常有血压降低的现象，即"运动后低血压"。大多数学者认为这是运动治疗高血压的基本原理。有报道低强度（$40\%_{max}$）运动后 10 分钟血压即可下降。通常，运动降压的幅度为 5～7mmHg，可持续至运动后 24 小时。其机制为：单次运动后，神经中枢发出的交感激活命令随运动终止，组织间隙仍存在 NO、前列腺素等扩血管活性物质，骨骼肌和内脏器官血管床仍处在扩张状态，外周血管阻力（peripheral vascular resistance，PVR）降低，因此运动后血压降低。［外周血管阻力又称外周总阻力（total peripheral resistance，TPR）］

有研究者针对缺乏运动的青年男性制订了为期4周的有氧运动训练方案，只经过1周静息血压就显著下降，训练2周即降至最低值，静息收缩压和舒张压均降低10mmHg左右。运动降压的效果因人而异，有长期、规律运动习惯的人若继续相同强度的运动训练，血压难以发生进一步改变。长期运动降低血压的主要机制包括：

1. 神经系统适应性改变　血容量增加刺激压力感受器，引起反射性交感缩血管神经张力降低；后脑下行信号增益水平降低，使人体在应激状态下的血压反应降低。

2. 改善血管内皮功能　在反复运动过程中的血液切应力作用下，血管内皮细胞更新周期缩短，内皮由更多的"年轻"内皮细胞组成，因此有更强的分泌功能，静息状态下NO等扩血管因子释放增加，血管平滑肌舒张，静息PVR降低。运动训练涉及的肌肉越多，与血管内皮功能改善相关的降压作用也越明显。

（五）血管新生

长期有氧训练有利于血管内皮细胞合成血管内皮生长因子（vascular endothelial growth factor，VEGF），促进骨骼肌、心肌等部位的血管新生。这些新生血管在降低 PVR 方面作用甚微，但有利于为骨骼肌和心肌提供充足的血液供应。抗阻运动主要涉及骨骼肌的Ⅱb 型细胞，此类细胞的毛细血管密度远低于Ⅰ型肌细胞，因此其促进血管新生的效果明显低于有氧训练。

（六）停止运动训练

停止训练后，运动带来的一系列适应性改变将随时间恢复到运动训练前的状态。停止运动 2 天，运动降低血压的作用将消失，血浆容量将在停止训练后数天内降低，而包含血细胞数在内的血容量将在 2～3 周后随最大心输出量一同下降。停止运动 2 周左右，血管内皮细胞功能将下降至训练前水平。若训练时间仅持续数周时间，最大摄氧量将在停止运动后数周内回到原点；若训练时间长达数月以上，因新生血管的形成及心脏结构的适应性改变，最大摄氧量的降低速度相应减慢。

第三章

心脏重症康复的干预时机

　　早在转入冠心病监护病房（CCU）之际，于患者及家属之间建立起早期康复的意识非常重要！家属必须尽早参与其中，与医师共同配合，以便早期发现患者消极应对的情绪，如失眠、焦虑、逃避讨论病情、甚至厌世等，防止慢性焦虑抑郁情况的发生。

　　根据英国国立临床规范研究所（NICE）指南，推荐患者尽早开始康复治疗，建议在重症监护期间就完成相关的临床风险评估与筛查，在转出至普通病房时应有正式的康复计划。已有相关研究表明，在 CCU 住院早期，便可通过临床症状与患者特点进行早期评估，判断哪些患者需要更长时间的恢复以及哪些需要特殊的康复治疗。早期的躯体活动康复治疗，可显著影响躯体和功能的预后、减少 CCU 住院时间及相关医疗资源的浪费、降低不良事件发生率，并为出院后正式的康复运动计划奠定良好基础。在欧洲、北美洲、大洋洲，对于早期干预将对患者的康复、住院时间和护理费用产生积极影响的理念已达成共识。

　　同时，根据《欧洲心力衰竭杂志》中的心力衰竭运动训练理论与实践指南，患者在经过卧床期间的一系列物理及药物治疗，进入稳定期后，排除以下禁忌证，可开始康复运动：

一、运动测试和训练的禁忌证

（1）急性冠状动脉综合征后早期（≤2天）。

（2）未经治疗的危及生命的心律失常。

（3）急性心力衰竭（血流动力学不稳定初期）。

（4）未控制的高血压。

（5）晚期房室传导阻滞。

（6）急性心肌炎和心包炎。

（7）症状性主动脉狭窄。

（8）重度肥厚型梗阻性心肌病。

（9）急性全身性疾病。

（10）心内血栓。

二、运动训练的禁忌证

（1）在前3~5天内运动耐量或静息时呼吸困难的进行性恶化。

（2）低强度运动期间出现明显缺血（<2MET，<50W）。

（3）未控制的糖尿病。

（4）近期栓塞。

（5）血栓性静脉炎新发心房颤动/心房扑动。

三、运动训练风险增加

（1）体重比前 1~3 天增加超过 1.8kg。

（2）同时、连续或间歇性多巴酚丁胺治疗。

（3）运动期间收缩压降低。

（4）纽约心功能分级（NYHA）为Ⅳ级。

（5）静息时或运动时出现复杂室性心律失常。

（6）仰卧位静息心率＞100 次/min。

（7）预先存在的合并症限制了运动耐量。

第四章

心脏重症康复患者的治疗准备工作

一、物理治疗师准备工作

冠心病监护病房（CCU）中的患者通常存在一定程度的不稳定生命风险因素，故在物理治疗师（物理康复师）介入治疗之前，当悉知患者的具体信息。根据 CCU 的护理级别，常规为一级护理，故康复治疗和护理干预需要高效的协调方式，护士在物理治疗师介入治疗时，特别是初次康复治疗时，及时给予协助是非常需要的。需要注意的是，如果护理对于患者而言更为需要和迫切的话，适当延迟物理康复治疗则会更加有益（表 4-1）。

表 4-1　CCU 康复治疗师在物理康复治疗前须知

- 患者详细的病例资料，如入院到 CCU 的相关的内科、外科诊断差别和社会经历
- 发病前的状态，有关的功能、残疾和健康分级
- 详细理解给予患者的用药知识，药物的适应证、副作用（特别是对患者物理治疗有影响的药物）
- 理解关于生命特征的稳定性，包括心率、心律、呼吸的速率和节律、血压、肤色、体温、血流动力学稳定性等
- 详细理解有关实验室的检查结果和组织学检查，包括动脉血气分析、血液分析、水和电解质平衡、心电图、影像学检查、胸腔穿刺术、中心静脉压（central venous pressure，CVP）、左心房压力（LAP）、肺动脉楔压（pulmonary wedge pressure，PAWP）、微生物及生化报告和尿检分析

续表

- 若患者为机械通气，应详细理解通气模式的基本原理和使用参数
- 建立患者数据库
  - 针对患者的具体情况进行彻底的、详细的临床评定，包括胸部的视诊、触诊、叩诊、听诊和神经肌肉骨骼的评定，排除任何心脏功能障碍的次要影响和建立康复预防
  - 确立物理康复诊断和问题条目，依次排好治疗目标的优先顺序和总体治疗计划
  - 确定最佳评定和治疗结果测试，并了解相关说明
  - 在治疗和给氧输送系统加压之前进行一系列的评定，预测患者的氧气输送储备容量
- 随着康复治疗的进展，记录客观和有关的主观治疗监测结果，及时调整患者的进阶治疗目标

二、康复活动准备工作

康复活动准备工作见表 4-2。

表 4-2　康复活动的准备

准备建议	具体注意事项
患者身体上的准备	患者应注意休息，在运动前几个小时不应该吃太多的东西，并且应该使疼痛、不适或其他痛苦减至最少。对患者的衣服无限制

续表

准备建议	具体注意事项
检查患者的药物治疗计划	回顾患者的药物治疗方案，确保镇痛药物发挥最佳效果的时机、用期和药物持续时间，如麻醉药
注意所有的设施应当放置在适当的位置	设备、显示器或置管（包括动脉置管、静脉置管和导管）应该能够避免断开或出现故障；在移动患者之前，重症监护室的患者活动时需要机械通气或其他支持。便携式同期设备能够帮助患者更好地活动
在执行之前要对运动过程和技术进行团队讨论	在移动患者之前，物理康复治疗师必须准备好辅助措施，尤其是患者需要帮助时，但目标通常是让患者尽可能多地进行主动活动（在安全界限内和最大治疗反应下）。即使是低强度的体力活动，对心血管和肺提供足够的压力也是有益的

第五章
心脏重症康复患者的临床管理

一、评估与评价

冠心病监护病房（CCU）中最常见的监测参数包括心肺系统基本评估、实验室检查、影像学检查、体温、呼吸频率、心率、血压、呼吸窘迫和疼痛等基本生命体征指标，特别重要的是动脉血气、心电图、水和电解质平衡、血流动力学监测和颅内压监测。

尽管在 CCU 的首要目标是生存，但是现在治疗的目标逐渐分散到 CCU 和住院期间的康复管理上。因此，评估和评价 CCU 的预后集中在活动、参与生活质量以及相关的常见的氧气输送不足和多系统功能障碍、患者回归社会生活的预期（表 5-1）。

表 5-1　监测参数细目及临床意义

项目	意义
唤醒、酸碱平衡、水和电解质平衡	有助于设定具体的治疗目标
肺动脉压和肺动脉楔压	可提供心肌充分收缩能力的指标，特别是左心室的功能
中心静脉压	可提示流体负荷和右心室应对体液循环变化的能力

续表

项目	意义
血气分析	可提供关于呼吸、心脏和代谢功能的重要信息
心电图	反映心脏疾病、肺部疾病、酸碱度变化、电解质和体液平衡，预估治疗的效果
颅内压	辅助判断患者是否耐受动作或身体姿势变化的治疗手法
觉醒和脑活动评价	结合格拉斯哥昏迷量表评估脑功能，指导治疗方案的制订
神经肌肉评估	基础评估，可评价物理治疗康复的疗效和预后
认知评估	及早发现可辅助优化治疗方案，如急性呼吸道窘迫综合征
疼痛评估	保证患者对康复治疗的耐受性和评级康复治疗效果

二、监护

康复物理治疗的最大化在于 CCU 监护系统信息的利用。监护系统可用于建立治疗的适应证和禁忌证，以及治疗处方及进展的参数，并评估患者，更重要的是，还有利于改善护理质量和降低患者临床风险。医师及物理康复治疗师则需要利用患者管理的大数据中的客观有效数据指导临床和康复方案的设计。无论在 CCU 还是在一般康复治疗中，患者的主观反应尤为重要。在 CCU 中患者的能力和自我责任感均下降，故医师和物理康复治疗师需要尽可能地让患者交流基本的需求（如不适感、疼痛、不安、害怕等）。若在 CCU 管理时，患者被告知要承受严重的压力，那么其治疗效果将会恶化。（表 5-2）

表 5-2　在 CCU 物理治疗中运用到的监护系统

・建立心肺物理治疗的适应证和禁忌证
・明确最佳治疗效果的治疗强度、持续时间、频率
・明确对具体干预的适当反应
・在治疗前、中、末评估辅助供氧的必要
・明确患者在治疗前、之间、过程中的合适定位
・明确患者对治疗的反应（肯定/否定），或有无改变，治疗是否需要调整或中断

三、药物因素

医师和物理康复治疗师需详细了解 CCU 中常用的药剂、药理学。有了这些知识，物理康复治疗师可协同

康复方案增加药物的影响，而药物治疗调整后也会使物理康复治疗效果达到最优化。对于药物治疗效果欠佳时，康复团队需讨论并进行相应的调整。一些药物可减弱患者对活动或运动的反应，如 β 受体阻滞剂，可能无法显示心率和血压对运动反应的正常变化，并可导致疲劳，故为正在使用 β 受体阻滞剂的患者制订运动处方时需格外小心，并对整个康复活动进行密切监护。

第六章
心脏重症康复开展术后康复的原则

心脏术后早期拔管的患者需尽早介入康复治疗。下列指南可相应地指导每个特定的患者，促进患者的康复情况。医师及物理康复治疗师当鼓励患者进行间歇的站立和运动训练。指南建议物理康复治疗中达到应用强度训练的条件是初步治疗的进程顺利或可合理减轻患者病情。每一级的进阶是基于前一级的治疗反应是否为最佳的、合理的。应估计患者的个人能力、冠心病监护病房（CCU）康复团队和手术团队的经验，以及术后并发症的发生率和患者存活率，从而在不同的阶段提倡不同的治疗方式。

CCU 康复团队必须警惕避免对心脏术后患者的过度强烈的康复治疗，此外，在患者血流动力学稳定之前，贸然进行康复治疗可能会出现软组织挫伤的情况，因为此时患者正接受抗凝治疗。康复团队还需监测患者的并发症，如低氧血症、心律失常、疼痛、肺栓塞和深静脉血栓形成等，以此监测治疗不良反应和指导治疗的进程。心脏术后，摄氧量增加的原因在于心输出量和氧气输送量的增加，如果心功能下降，反之，摄氧量由于心输出量或血氧结合能力下降而出现相应水平的下降。

CCU 往往是并发症的好发区，常见的并发症与发病前的状态相关，包括活动受限、无法断开机械通气、不同程度的心律失常、肺栓塞和深静脉血栓形成、休克等。其他并发症是与手术相关的或药物反应。如果早期通过风险评估发现并作出相应预期判断，并发症也可以得到很好的管理和控制。根据并发症的性质，物理康复治疗干预方案可按照时间、强度和频率作出相应调整，或直至患者由于病情不稳定而中断。

后续的物理康复治疗除了转入普通病房外，还需在出院后持续进行几个月的心脏康复。考虑到从手术中实现最大化康复是最重要的，故物理康复治疗的连续和持续贯穿整个康复期，从急性期到恢复期都需得到绝对的重视和支持（表6-1）。

表6-1　患者心脏手术后物理康复治疗不同阶段的指南建议

阶段	内容
第一阶段	·手术麻醉恢复和苏醒阶段患者的血流动力学稳定 ·患者可能会在术后麻醉恢复和苏醒时得到物理康复治疗评估；患者通常在术后24小时内拔管 ·尽管在最初的24小时患者应该尽可能休息，但使其处于正确的体位可刺激生理学唤醒 ·拔管后，患者须进行至少4次深呼吸和咳嗽，然后逐步变成直立体位，开始进行低强度活动 ·根据影像学、实验室检查、动脉血气的结果，选择性为患者予以肺部振动和拍打的刺激

续表

阶段	内容
第一阶段	·若进行体位引流,应对患者体位进行调整,避免患者头部朝下而增加心脏压力 ·在此阶段可进行痰培养和敏感度测试 ·所有心脏病患者需注意避免通过瓦尔萨尔瓦(Valsalva)动作、强迫咳嗽和气喘来维持治疗的半卧位或直立位 ·在治疗前、中、后需进行血压监测
第二阶段	·继续进行深呼吸和咳嗽动作相配合 ·指导患者进行增强肺泡通气和灌注的体位训练 ·若肺部痰液集聚且患者病情不太稳定以至于不能处于最佳体位时,此时可进行体液引流和拍打/振动,可进行上肢和颈部练习 ·若中心静脉压力导管仍在颈部静脉内,应保留颈部动作,可指导患者坐在床边椅子上训练 ·鼓励患者站立1分钟左右,在椅子上来回转换
第三阶段	·患者耐受短步行 ·在动脉导管和气囊漂浮导管被分别覆盖或拔出后可进行步行训练(可根据实际CCU情况) ·在站立或步行前、中、后,需进行生命体征,甚至心脏排血功能的监护 ·即使肺部已无痰液集聚,也需进行深呼吸及咳嗽训练,直至患者可耐受 ·鼓励患者进行自理的洗漱
第四阶段	·在无人监管下完成深呼吸和咳嗽 ·在胸片或经评估后发现肺不张,表明需要继续配合呼吸训练和体位训练 ·在可耐受情况下增加步行训练(物理康复治疗师须警惕术后患者的过度强烈康复治疗)

续表

阶段	内容
第五阶段	· 患者可参加个人或集体活动，集中于躯干活动，当配合呼吸运动、姿势、生物力学，并逐渐增加耐力训练
第六阶段	· 若训练效果较佳，可在患者耐受的情况下尝试进行6~8级的登阶训练（注：主动脉瓣修复术后在第1周容易破裂，故此类患者需避免血压升高，减少术后缝合线裂开风险） · 始终监测生命体征
第七阶段	· 患者在自主通畅呼吸的情况下进行步行训练，而非呼吸和咳嗽训练 · 患者在休息一段时间后，可小心谨慎尽力保持平衡一段时间 · 患者可以出院并予以出院指导，包括Ⅱ期康复。

第七章
急性心力衰竭重症康复
管理路径

英国国立临床规范研究所（NICE）指南推出 2019 重症监护康复治疗路径图，此流程图涵盖了在开始正式康复训练之前需要解决的几个临床关键点。该指南可对中国心脏康复事业起到一定的借鉴作用，具体仍需结合临床。临床稳定性和早期动员是开始康复运动训练的必要条件。在这个阶段，渐进式运动/健美操，呼吸训练和小肌肉力量锻炼可以单独或结合起来使用。每种运动方式都应该在患者中进行测试，以验证临床和血流动力学耐受性，确定其可接受性及安全性。

当患者处于临床稳定状态时，有必要对运动禁忌证进行适当的筛查，包括病史、临床检查、静息心电图（ECG）、症状限制运动试验和超声心动图。如果患者的临床状态不明确和/或缺乏相关的检查结果，则应视情况考虑补充检查，如 24 小时动态心电图监测、胸部 X 线片或负荷超声心动图。

最后，运动方式的选择应考虑患者的年龄、伴发疾病、休闲和工作习惯、偏好和能力、后勤限制以及运动康复设施设备的可用性（图 7-1）。

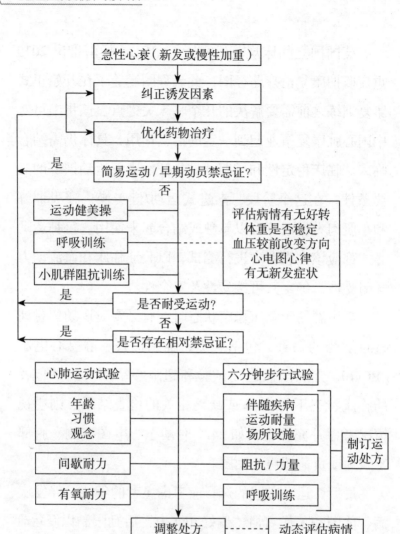

图 7-1 急性心力衰竭重症康复管理路径

第八章
心脏重症康复的相关技术

一、外周骨骼肌肌力评估

（一）主观评估

1. MRC 肌力测试量表　MRC 肌力测试量表可定量评估外周骨骼肌的肌力，是双侧 6 组肌群力量总和的评估，范围从 0 分（瘫痪）至 60 分（正常肌力），若低于 48 分则有诊断价值，被建议用于重症监护室（ICU）或冠心病监护病房（CCU）获得性肌无力的诊断标准。但此量表只能用于有意识的、能配合的患者，所以价值有限。

2. 手持式测力法　通过测量最大随意收缩力（MVC）来客观评估肌力。此种评估方法简单快速，但依赖于患者随意努力的程度，受患者主观意识影响。

（二）非主观评估

1. 股神经超强磁刺激　通过超强磁刺激股神经，诱发股四头肌收缩，以此评估股四头肌肌力。具有容易操作、无痛、可复制性好的优点。

2. 腓神经刺激　可以对踝关节背屈肌力进行非主观性评估。

二、呼吸肌肌力评估

（一）非侵入性的主观评估

1. 最大持续吸气或最大持续呼气时在口腔或气管插管处的压力。

2. 经鼻吸气压力（SNIP）测量鼻腔的最大吸气。

（二）侵入性的非主观性评估

磁刺激膈神经。

三、康复运动训练

（一）渐进式动员

作为运动的序幕和准备形式，采用温和的、个性化的、逐步动员的"健美操"是可取的，特别对于那些身体失调、恶病质或近期临床不稳定的严重心力衰竭患者。在这些情况下，建议在没有负重的情况下进行简单运动，目的是利用自身重量进行抗阻活动，并结合伸展来增加身体的柔韧和灵活性，这些动作可有效提高运动的协调性和心肺能力。

（二）运动训练处方

根据康复运动方案，我们可采用 3 种不同组合的运动训练方式：有氧耐力运动（持续和间歇）、抗阻/力量训练、呼吸运动。但对于心脏重症患者，临床建议在不同阶段调整 3 种训练方式所占的比重，如呼吸运动训练当贯穿康复活动的全程，在患者可耐受下地步行之前建议以力量/抗阻运动训练为主，患者可耐受下地步行之后则以有氧耐力运动为主。这是由于心脏重症患者心脏功能受损后，需要时间进行自我修复和过渡。提前增加超负荷的氧耗不利于远期的康复。

1. 呼吸运动　无论是急性心肌梗死术后，或急慢性心力衰竭患者中使用吸气肌训练的试验表明，呼吸干预可以提高运动能力和生活质量，特别是在那些出现吸气肌无力（inspiratory muscle weakness，IMW）的患者中。因此，常规的 IMW 筛查是可取的，除了标准耐力训练之外，特定的吸气肌训练可能是有益的。

呼吸运动训练可根据患者所处不同阶段进行划分，对于 CCU 的心脏重症患者，建议以腹式呼吸、呼吸操等无器械训练为主，这是由于重症患者需要避免憋气或用力的情况，自我调整胸腹腔内压力进行呼吸训练更为安全。从 CCU 转出至普通病房，甚至出院后，则可根据患者自主感觉及恢复情况，如可在无监护下自我完成呼吸训练，则可开始使用呼吸训练器辅助训练。

使用呼吸训练器训练时，建议从最大吸气口压力（maximal inspiratory mouth pressure，PI_{max}）的30%开始呼吸训练，每7~10天调整强度，最高可达60%。训练时间应为每天20~30分钟，每周3~5次，至少8周。为了优化效果，应该考虑到任何训练刺激，无论是否针对吸气肌（如有氧肌肉训练），都可以提高IMW患者的吸气肌力量和功能能力。因此，在没有IMW的患者中，高强度吸气肌训练可能是必要的，用以改善呼吸肌能力。

2. 抗阻/力量训练 抗阻/力量训练（resistance/strength training，RST）指针对特定的反作用力进行的肌肉收缩，从而产生阻力，如举重等。它持续逐渐地使骨骼肌系统超负荷，因此能够加强和巩固肌肉和增加骨量，并已被建议作为一种合成代谢干预，用来帮助预防消瘦综合征。

骨骼肌的功能改变被认为是慢性心力衰竭患者运动不耐受的重要决定因素。此外，CCU内的重症患者需要尽早介入骨骼肌功能训练，防止卧床期间肌肉功能萎缩或退化，而且早期骨骼肌功能训练，可提高氧与肌肉细胞的结合力，提高心脏供氧供血功能。因此，应考虑在这些患者中进行抗阻/力量训练。

　　虽然先前关于 RST 提升阶段增加的后负荷对左心室功能和负性重塑的不利影响的担忧尚未得到证实，但目前的同行评审证据对于将 RST 作为慢性心力衰竭（CHF）患者的一种锻炼方式的一般建议仍然存在争议，但目前已知耐力训练在提高运动能力和改善左心室功能方面有明确的优势。在这方面，重要的是要认识到耐力运动仍然是 CHF 患者的支柱，而 RST 可以作为合理补充而不是完全替代。

　　在 RST 期间预期的心血管应力取决于阻力的大小〔一个重复最大值的百分比（%1-RM），即只能举起一次的最大重量〕、抗阻肌力的大小，最后是肌肉收缩持续时间和重复之间的休息时间之间的关系。压力负荷越低，阻力（%1-RM）越小，收缩期（1~3秒）越短，收缩之间的静息期越长。在晚期 CHF 或运动耐量极低的患者中，如果训练小肌肉群，进行短时间的运动，并限制重复次数，发力/恢复时间比至少为 1∶2，则可以安全地应用 RST。弹性带的使用也非常合适，但难以量化。

　　为了获得最大的安全性，必须由经验丰富的运动治疗师在医学监督下对患者的 RST 程序进行个性化调整，并且必须将每个患者单独引入训练方案中。表 8-1 总结了实施 RST 的最低建议，其中描述了 3 个渐进步骤。

表 8-1　在 CHF 患者中实施抗阻/力量训练计划的最低建议

运动计划	目标	形式	强度	重复次数	训练量
运动前	练习发力，学习感受发力，改善肌肉协调性	动态	<30%1-RM RPE<12	5～10	2～3 次/w 1～3 循环/次
抗阻/耐力训练	改善局部有氧耐力和肌肉间协调能力	动态	30%～40%1-RM 12≤RPE<14	12～25	2～3 次/w 1 循环/次
力量训练	增加肌肉质量，改善肌内协调性	动态	40%～60%1-RM 14≤RPE<15	8～15	2～3 次/w 1 循环/次

1-RM：一次能举起的最大重量；RPE：感知劳累等级。

在每个步骤中，应强调瓦尔萨尔瓦动作（Valsalva maneuver）和随之而来的血压升高的危险，并且必须特别注意根据患者的动机水平、个性和先前的 RST 经验来规定适当的训练水平。

抗阻训练强度的确定：为了确定训练强度，最大力量测试（即 1-RM）通常不适合 CHF 患者，因为它会导致瓦尔萨尔瓦动作，因此可以应用分级压力测试；训练强度应设置在患者可以在没有腹部紧张和症状的情况下进行 10 次重复的阻力水平。在评估患者的负荷时，Borg 劳累度评估量表（RPE 量表）除了提供测量的生理参数外，还提供患者自己的主观压力感知。负荷可以根据 RPE 量表逐步增加：在中等风险的患者中，感知劳累等级最大数值为 15。

3. 有氧耐力运动（持续和间歇）

（1）持续耐力训练：持续有氧训练通常在中等至高运动强度下进行稳定持续的有氧运动，推荐患者一次进行持续 45 ~ 60 分钟的训练。这是最容易描述和进行的训练形式，因为它很好地证明了有效性和安全性，也因此在指南中强烈推荐。同时它很容易被接受，因为它很容易被教给患者和执行，此训练通常在自行车测力仪或跑步机上进行。但心脏重症患者在 CCU 康复初始阶段持续＞30分钟的有氧耐力训练，原因在于心脏重症患者在康复初期极易疲劳，长时间的耐力训练可导致心脏负荷超载。心脏重症患者的耐力训练时间建议在10～20分钟以内，在CCU内运动耐力康复方式建议以步行为主、登阶为辅，在患者未能轻松完成七步法或登阶试验之前，不建议马上进行踏车或跑步机训练，同时运动过程中须密切监护患者的主观症状及生命体征，可用无创心输出量监测系统进行心脏排血功能的实时监护。

运动强度评估的金标准是使用直接测定的代谢效能强度的生理指标，即通过症状受限的心肺运动试验的峰值耗氧量（VO_{2peak}）。因此，训练强度通常依据 VO_{2peak}、VO_2 储备量或无氧阈值（当明确检测到时）来规定的。建议的训练强度为起始点的40%～50%，增加到 VO_{2peak} 或70%～80% 的 VO_2R。

由于心肺运动试验对于患者而言，在心脏重症康复初始阶段难以耐受，因此提出了在常规负荷试验或六分钟步行试验期间监测代谢工作的间接方法，如心率（HR）或HR储备（heart rate reserve，HRR。基础HR与峰值HR之差）和感知劳累等级（RPE）。推荐的"运动HRR范围"为40%～70% HRR 和感知劳累等级中数值的 10/20 ~ 14/20。此外，更推荐使用无创心输出量监测系统监护心脏总体运动灌注能力，全方面监测患者心脏代谢功能。

（2）间歇耐力训练：近期间歇耐力训练被认为比持续耐力训练能更有效地提高运动能力。与持续耐力训练相比，间歇耐力训练要求患者交替进行中 – 高强度（50% ~ 100% 峰值运动能力）的短程运动（10 ~ 30秒），以及在低运动量或无运动量下进行较长的恢复阶段（80 ~ 60秒），每次持续 15 ~ 30 分钟。间歇耐力训练需心脏重症患者安全度过急性期，并在心脏康复中心有过至少 1 个月踏车或跑步机耐力训练经验后，才推荐使用，同时仍需密切监护生命体征、心脏排血功能等指标。

低强度间歇训练计划可以在自行车测力仪上进行，这可以最大限度地控制患者的运动量。费力段和恢复段的持续时间分别为 30 秒和 60 秒，并且费力段在斜坡测试或增量自行车测试期间实现功率输出的 50% 时完成，增量为 10W × 1 分钟。如果患者难以忍受使用此运动/恢复比例进行 15 分钟的训练，则可以分别将节段的持续时间调整为 20/70 秒的比例甚至 10/80 秒。通常，会降低前 3 个费力段的强度用以热身。随着患者能力的改善，费力段的强度应相应增加。根据所选的运动/恢复间隔，每次训练可以进行 10~12 个周期。

表 8-2 给出了根据运动能力和临床特征为稳定型心力衰竭患者处方不同训练模式（持续耐力、间隔耐力、抗阻/力量和呼吸）的建议适应证的一般指南。提出了年龄（或≥65 岁）和活动习惯（主要是久坐或不运动）的任意切入点。

表 8-2　根据运动能力、年龄和活动习惯对慢性
心力衰竭患者的运动处方

	年轻 （<65 岁）		老年人 （≥65 岁）	
	活跃	久坐 不动	活跃	久坐 不动
$VO_{2peak} \leqslant 10ml/（kg \cdot min）$ 或 6MWT < 300m	CT	CT	CT	CT
	RT	RT	RT	RT
	RST	RST	RST	LIT
	LIT	LIT	LIT	
$10ml/（kg \cdot min）< VO_{2peak}$ $< 18ml/（kg \cdot min）$ 或 6MWT 为 300~450m	CT	CT	CT	CT
	RT	RT	RT	RT
	RST	RST	RST	
	IT			

续表

	年轻 （<65岁）		老年人 （≥65岁）	
	活跃	久坐 不动	活跃	久坐 不动
VO$_{2peak}$≥18ml/（kg·min） 或6MWT>450m	CT	CT	CT	CT
	RT*	RT*	RT*	RT*
	RST	RST	RST	RST
	HIT	HIT	HIT	HIT

心肺运动试验评估的VO$_2$峰值是运动能力的金标准测量，而如果心肺运动试验无法获得，则六分钟步行试验（6MWT）是一个有效的替代方法
CT，持续耐力训练；LIT/HIT/IT，低/高强度间歇耐力训练；RST，抗阻/力量训练；RT，呼吸训练（*在呼吸肌无力的情况下）；6MWT，六分钟步行试验；VO$_{2peak}$，耗氧量峰值
活动与久坐：活动习惯与日常生活态度，工作活动和空闲时间活动有关

（3）特定人群：接受植入型心律转复除颤器和/或心脏再同步治疗的患者。关于接受植入型心律转复除颤器（ICD）或心脏再同步化治疗（CRT）后患者的运动的文献是有限的。然而，许多中心正在为此类患者提供心脏康复计划，实际证据表明运动训练可以安全地进行。一项随机研究报告了训练组ICD放电数量的减少，

并表明 ICD 存在的非持续性室性心动过速并不构成有氧运动训练的禁忌证。

ICD 植入后运动训练计划的潜在益处很多，包括熟悉该设备、指导身体活动、心理支持，以及在患者患有运动不耐受的情况下提高运动能力。已经证明，CRT 患者的运动训练几乎可以使他们的运动能力提高 1 倍，并进一步改善血流动力学指标和生活质量。

作为运动建议和处方的基础，在开始运动训练之前必须进行症状受限的心肺运动压力测试。在 ICD 患者中，我们从测试中不仅要获得缺血性诊断或测定运动能力，更重要的是获得患者对运动的时间反应性、运动性心律失常的存在、心律失常发作时的心率、药理性心率控制的有效性以及在 ICD 干预范围内达到目标心率的风险等信息。此外，这种测试应有助于使患者及其医师放心地实施运动训练。

一般情况下，ICD 患者应在医师监督下启动运动训练，如果训练计划旨在使心率接近设备已设定的干预区域，则应对 HR 进行监控。经历过症状性心律失常或 ICD 放电的患者，应针对由于 ICD 放电导致的短暂意识丧失制订可能危害较小的运动方式，如避免剧烈游泳或登高。理论上，明显的手臂 – 肩部运动或 ICD 袋的剧烈机械张力也可能触发不适当的 ICD 放电，但在给出建议时，我们应小心，不要将此原因列到患者避免运动的原因中。可以将运动水平和/或 ICD 编程设定为保持跳动低于 ICD 干预范围的最大 HR 20 次。

ICD 患者的护理人员需要了解以下信息以降低事件风险：基础心脏病和 ICD 植入的原因，心律失常的诱发因素（缺血和特定心率），心律失常底物，ICD 干预心率值，以及治疗顺序（监测区，抗心动过速起搏和电击）。工作人员应该对该设备的作用充分理解，这会增加患者的安全性。在对设备进行任何干预的情况下，应评估原因，并应考虑设备程序设定、药物或运动方案的任何变化。应在设备询问后迅速重新开始运动，以避免 ICD 放电成为未来活动的心理障碍。

第九章

心脏重症运动康复心功能评定

一、评定方法

（一）无创心输出量监测系统

在重症康复评定中可进行基础静息心功能评定、抬腿负荷试验、血流动力学负荷试验、同步六分钟步行试验等 4 种重要应用。各项均有适应证，如：

基础静息心功能评定对在心脏重症康复中的成人及儿童心血管病患者均可进行评估，适应人群包括心力衰竭（轻、中、重度）、休克、冠心病、支架/搭桥术后、心脏瓣膜置换术后、心肌病、心律失常、心脏移植术后、大血管及外周血管手术后、先天性心脏病等患者。

抬腿负荷试验主要用于心脏康复 I 期运动治疗前的重要安全评定和容量反应性的评定，适用于心力衰竭（轻、中、重度）、休克、不明原因心率加快的患者以及怀疑血容量不足时，还用于明确 I 期心脏康复起始的安全性、评估前负荷状态需求、预测运动耐量等。

血流动力学负荷试验是用于评估重症康复患者出院前心功能和指导运动处方制订的重要检查，适用于心力衰竭（ I 、 II 级）、冠心病、PCI/CABG 后、心肌梗死后、心脏移植术后、先天性心脏病术后等患者，还用于区分呼吸困难原因、观察药物治疗效果等。主要通过观察心肌缺血血流动力学变化、每搏阈、运动中排血灌注、外周血管阻力和心脏排血的血流循环状态等指标评定心功能、指导运动处方制订。可用于不愿意做心肺运动试验、不耐受运动平板的患者。

同步六分钟步行试验的标准是按照六分钟步行试验的适应证制订的。通过动态的同步监测，主要可以观察每搏输出量的变化趋势，进而更加精准地指导运动处方的制订。

无创心输出量监测系统是无创的设备，不适用于存在严重的心功能不全、肺水肿、重度二尖瓣/主动脉瓣狭窄及关闭不全等患者。其他检查可根据检查的适应证进行，方便快捷、简单易行。

（二）心肺运动试验

适用证：心肌缺血的早期诊断；指导运动处方的制订；客观定量评价治疗效果；诊断与鉴别诊断，如区分心源性、肺源性呼吸困难；疾病功能受限严重程度的客观定量分级，如心力衰竭；冠心病、慢性阻塞性肺疾病（COPD）等死亡/存活预后的预测；心脏移植、外科手术风险的术前评估。

适用局限：病情危重，且无法耐受运动负荷试验的患者；仪器昂贵、需专业人员操作；需要定标，对周围环境、气体的稳定性要求较高；为亚极量运动试验，对器质性心脏病患者的危险程度相对较高；获得的参数较多且复杂，心血管科医师不能较快掌握。

参考指标：峰值摄氧量、峰值功率、峰值心率、运动负荷时间、无氧阈、氧脉、做工效率、通气效率、心率储备、呼吸储备等。

（三）简单评定

六分钟步行试验是一项简单易行、安全、方便的试验，用以评定心脏重症患者的运动耐力。六分钟步行试验是评价运动能力的次极量水平的试验。大多数患者在此试验中不能达到最大的运动量，患者能够选择他们自己的运动强度，可以随时停止、或休息一段时间再次行走。大多数的日常生活运动也是次极量的运动，因此，六分钟步行的距离可以较好地反映日常生活体力活动的水平，但是运动强度偏低，且获得的数据偏少。对于病情危重不能耐受运动负荷试验的患者较为适合。

二、Weber 心功能分级

1987 年，Weber 等对纽约心功能分级（NYHA）进行改进，通过心肺运动试验测得的 VE/VCO_2，将心功能（心力衰竭）分 4 级，即 Weber 心功能分级。

　　纽约心功能分级（NYHA）是传统评价心功能的指标，方法简便，但 NYHA 主要依据患者日常生活受限的程度进行分级，受医师判断的个人经验等因素影响，存在一定的主观性。在左室收缩功能相似的情况下，患者对生活能力的描述存在很大的差别。另外，NYHA 的Ⅰ级和Ⅳ级较易区别，但Ⅱ级、Ⅲ级之间却难以区分。因此，NYHA 评价心功能时的客观性、重复性和敏感性均存在一定的缺陷。

　　心肺运动试验的 VE/VCO_2 可以更加客观地评价患者的心功能情况，量化心功能分级，不受主观因素的制约，具有可重复性，并且能够判断患者的预后。

　　Ⅰ级　≤29

　　Ⅱ级　30 ~ 35.9

　　Ⅲ级　36 ~ 44.9

　　Ⅳ级　≥45

三、以 VO_{2max} 判定心脏重症康复的危险分层

　　2004 年，Corra 通过心肺运动试验以 VO_{2max} 判定心脏康复的危险分层为：①$VO_{2max} > 18$ 为低危组；②10

$< VO_{2max} \leqslant 18$ 为中高危组；③$VO_{2max} \leqslant 10$ 且呼气交换比例 $VCO_2/VO_2 \geqslant 1.15$ 为极高危组。

四、重症患者康复评定及早期运动康复六级程序

重症患者康复评定及早期运动康复六级程序见表 9-1。

（一）S5Q 心脏重症康复启动标志：胜任 5 个动作可以心脏康复（S5Q）

· 睁开和闭上你的眼睛

· 看着我

· 张开嘴巴伸出舌头

· 点点头

· 当我数到 5 的时候上提眉毛

（二）Berg 平衡评分——判断开始康复可耐受的姿态

无靠背坐椅

4　能够安全牢固地坐 2 分钟

3　能够在监护下坐 2 分钟

2　能够坐 30 秒

1　能够坐 10 秒

0　不能在没有支持的情况下坐 10 秒

表9-1　重症患者康复评定及早期运动康复六级程序

	0级	1级	2级	3级	4级	5级
康复评定	无参与 S5Q=0	少参与 S5Q<3	中等配合 S5Q≥3	接近完全配合 S5Q≥4/5	完全配合 S5Q=5	完全配合 S5Q=5
		由于神经性、外科手术和创伤状态，不能转移到椅子上	由于肥胖、神经性、外科手术和创伤状态，不能转移到椅子上	生命体征不稳定		
				MRC总分≥36 BBS坐到站≥0 BBS站=0 BBS坐≥0	MRC总分≥48 BBS坐到站≥0 BBS站=0 BB坐≥2	MRC总分≥48 BBS坐到站≥1 BBS站≥2 BBS坐≥3
康复治疗	每2小时翻身1次	每2小时翻身1次 夹板倾斜 半坐卧位	每2小时翻身1次 夹板倾斜 在床上直立坐 被动从床上转移到椅子	体位 每2小时翻身1次 被动从床上转移到椅子 在2人以上辅助下从床上转移到椅子	主动从床上转移到椅子 在1人以上辅助下站立	主动从床上转移到椅子 独立站

续表

康复治疗	0级	1级	2级	3级	4级	5级
			运动康复			
	无	被动关节活动 被动床上踏车运动 神经肌肉电刺激	1. 主/被动关节活动 2. 上下肢抗阻训练 3. 主/被动椅子上或踏车运动 4. 神经肌肉电刺激	1. 主/被动关节活动 2. 上下肢抗阻训练 3. 主动床上下踏车运动 4. 神经肌肉电刺激 5. 日常生活活动能力训练	1. 主/被动关节活动 2. 上下肢抗阻训练 3. 主动床上或椅子上下踏车运动 4. 步行（在别人的帮助下或助行架） 5. 神经肌肉电刺激 6. 日常生活活动能力训练	1. 主/被动关节活动 2. 上下肢抗阻训练 3. 主动床上或椅子上下踏车运动 4. 步行（在别人的帮助下） 5. 神经肌肉电刺激 6. 日常生活活动能力训练

（三）坐到站平衡评分

4　能够不用手的支撑独立稳定地站起来

3　能够用手的支撑独立站起来

2　能够在几次尝试之后用手的支撑站起来

1　只需要很少量的帮助就能站起来或稳定

0　需要中等量或大量的帮助才能站起来

（四）独自站立平衡评分

4　能够安全站立 2 分钟

3　能够在监护下站 2 分钟

2　能够在无支持的情况下站立 30 秒

1　需要几次尝试才能在无支持的情况下站立 30 秒

0　能够在无支持的情况下站立 30 秒

第十章
无创心输出量监测系统

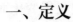

一、定义

无创心输出量监测系统是通过新一代心室血流阻抗波形描记法，实时连续监测人体血流动力学参数，进而从血流动力学角度评估静息、活动及运动过程中心功能的变化。无创心输出量监测系统可应用于临床指导用药、液体管理、鉴别高血压及休克类型、制订Ⅰ～Ⅲ期心脏康复处方、判断治疗及康复效果、监测心功能变化，以及在运动负荷下联合心肺运动试验或六分钟步行试验判定心肌缺血、每搏阈拐点、心脏排血峰值、心律失常的血流动力学变化和动静脉氧压差、心脏耐力、预后等。

二、工作原理

即应用欧姆定律为工作原理描记心室血流电阻值的变化（导体的电阻与其横截面积等成比例关系）。在颈部和剑突下或与剑突齐平的背部左侧之间通过一个固定高频（75kHz）低伏（3.8mA）安全电流后（图10-1电极位置：白蓝和绿黑是2对阻抗电极；红黄是1对心电电极），可形成描记电阻值变化的通路，而心室血流阻抗值会随着心动周期心室容量体积、横截面积变化而变化，经专利高频滤波技术将肌肉、骨骼、脂肪等导电性差的阻抗波滤除，得到反映血流速度变化的单一心室血流阻抗图，再将其微积分（dZ/dt）得到反映血流加速度变化的微积分血流变化图，以专利个体校准方法分析计算阻抗微积分图得到血流动力学参数。公式为：

$$SVI_{cal} = k \times \left[(dZ/dt_{max}) / (Z_{max} - Z_{min}) \right] \times W(TFIT_{cal})$$

（在校准期间）

$$SV = SVI_{cal} \times \left[(dZ/dt_{max}) / (dZ/dt_{max})_{cal} \times TFIT_{cal}/TFIT \right]$$

$$1/3 \times BSA$$

（校准后）

其中，k 是常数，下标"cal"是指在校准阶段测得的参数。TFIT 是与 VET 有关的一个参数，在 dZ/dt 中测得，表示心动周期开始的第一个 0 到峰值射血速度后的第一个低谷之间的时间（dZ/dt_{max}）。W（TFIT_{cal}）是一个将 TFIT_{cal}、HR 和血压（SAP－DAP）都考虑到的加权算法。首先得到每搏输出量指数（SVI）、心输出量［CO＝SVI×心率（HR）×BSA（体表面积）］、心室射血时间（VET）、心指数（CI）、心收缩力指数（CTI，即 dZ/dt_{max}）、舒张早期充盈率［EDFR＝O/S%＝3.5－5×PCWP（肺动脉楔压）］、外周血管阻力指数（SVRI）等。心阻抗图分为心室收缩波（S 波）、心室舒张波（O 波）、心房收缩波（A 波）。该图形不仅能够计算心输出量如每搏输出量（SV）等，波形本身也可反映心动周期室壁运动情况。

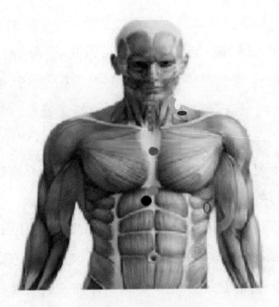

图 10-1　电极位置

三、使用方法

无创心输出量监测系统具备静息、运动、监护 3 种工作模式，并在数据采集上可灵活设置由 1 次心跳到 60 次心跳或 1 秒到 1 分钟，监测中每个参数形成独立的趋势变化图，因此可根据操作者任意的评估项目观察血流动力学的变化。包括：

单独血流动力学静息评估：患者保持卧位或坐位静息监测 1 ~ 5 分钟。

被动抬腿负荷试验：患者在血流动力学监护下，由平卧位将双腿被动抬高 45° 角持续 2 ~ 3 分钟，或患者由半卧位到平卧位，双腿同时被动抬高 45° 角记录 2 ~ 3 分钟，标记事件的始末，并分析血流动力学变化趋势。

同步记录六分钟步行试验：标记始末、总圈数及血压血氧等数值，分析变化趋势。

同步运动平板试验、心肺运动试验：按照 Bruce、改良 Bruce 方案或功率车 Ramp 或斜坡递增式方案，实时观察分析静息 3 分钟、热身 3 分钟、运动 8 ~ 12 分钟、恢复 6 分钟运动方案的趋势变化。

康复治疗中监护指导：康复前动态模式监护患者，观察康复治疗中的参数变化趋势，指导合适的治疗强度。

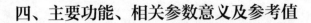

四、主要功能、相关参数意义及参考值

（一）主要功能

1. 血流动力学心阻抗图　血流动力学心阻抗图（图 10-2）分为心室收缩波（S 波）、心室舒张波（O 波）、心房收缩波（A 波），能够辅助观察室壁运动的情况。心动周期分为收缩期和舒张期，收缩期（S 波）又分为等容收缩期、快速射血期、缓慢射血期，舒张期（O 波）分为等容舒张期、快速充盈期、缓慢充盈期和房缩期（A 波）。常见 3 个波形的异常情况有：①A 波增高，提示心室壁僵硬或舒张功能不良，常见于高血压、二尖瓣狭窄、肥厚性心肌病、舒张性心力衰竭等；②双峰 S 波，代表左右心室收缩不同步，见于严重心功能不全、先天性心脏病、心律失常等；③低 S 波，代表心肌收缩力弱，见于心肌梗死后、心力衰竭或心脏移植术后；④高 O 波，代表液体负荷超载，见于收缩性心力衰竭、前负荷增高、主动脉瓣狭窄、二尖瓣关闭不全等。各波形显示图如图 10-3 所示。目前的判读标准如表 10-1 所示。

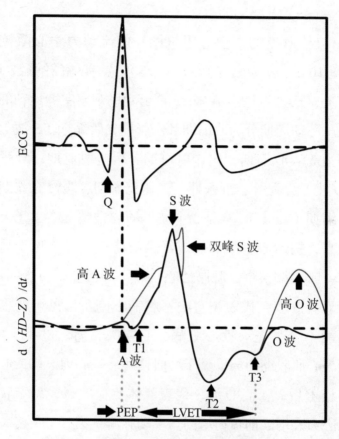

图 10-2　血流动力学心阻抗图

A 波为房缩波，S 波为心室收缩波，O 波为心室舒张波

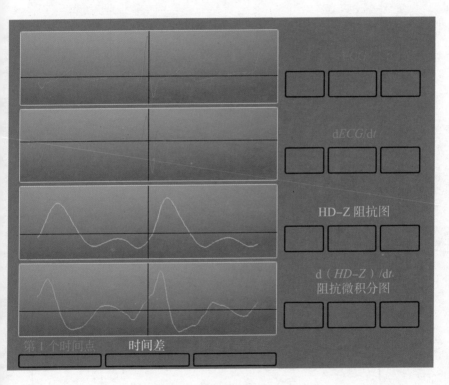

图 10-3　各波形显示图

表 10-1　波形与判定标准

波形		判定标准
房缩波 A （心房收缩波：位于 心电图 P 波结束到 S 波结束之间）	□高	大于 S 波 1/4（心室壁僵硬、顺应性差、舒张功能 不良，见于高血压心室壁肥厚及舒张性心力衰竭）
	□正常	小于 S 波 1/4
	□无 A 波	心房颤动引起无效房缩波
	□双 A 波	左右心房收缩不同步，见于左心房或右心房肥大
室缩波 S （心室收缩血流波： 位于心电图 S 波开始 到 T 波结束之间）	□高	>300
	□正常	100～300
	□低	<100
	□正常	<24ms
	□异常但无临床意义	24～42ms
	□异常且有临床意义	>42ms（可行 CRT 治疗）
室舒波 O （心室舒张血流波： 位于心电图 T 波结 束到 P 波结束之间）	□高	大于 S 波 1/3，提示液体负荷超载，建议利尿
	□正常	小于 S 波 1/3

2. 血流动力学静息评估柱状图　血流动力学静息评估柱状图是患者在完全静息状态的定标基线平均数值，包括 SV、SVI、HR、CO、CI、SAP、DAP、MAP、CTI、VET、EDFR、SVR、SVRI、EDV、EF（参数全部释义见附录一），辅助直观反映心输出量、心肌收缩力、前负荷、左心做功和外周血管阻力等心功能状态。各参数的判读用柱状图形及颜色区分，柱状图主要给出各参数静息正常参考范围的低限、高限及基线平均值，其中红色代表基线平均值高于上限、黄色代表低于下限、绿色代表正常（图 10-4）。

3. 血流动力学连续评估趋势图　血流动力学连续评估趋势图是血流动力学所有参数动态连续实时的表现，能够反映静息血流动力学是否稳定以及运动中血流动力学各参数趋势变化是否正常。静息血流动力学可用于判定患者（如心力衰竭、冠心病、心律失常等患者）的心功能状态，或配合抬腿负荷试验，辅助指导患者的液体管理、相关心血管活性药物使用等。血流动力学运动负荷试验指在运动平板按照 Bruce、改良 Bruce 方案或功率车所设定功率方案条件下，监测运动中心输出量等相关血流动力学变化趋势，可早期诊断冠心病心肌缺血、判定每搏阈、提早识别室壁运动异常、预警心律失常前兆等。对于不耐受运动负荷试验的受试者，可同步六分钟步

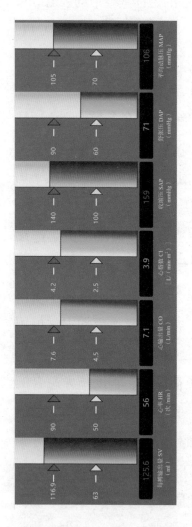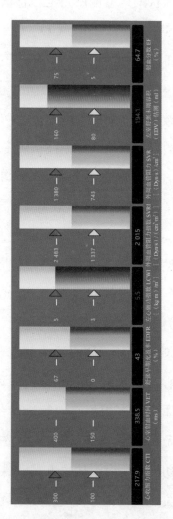

图 10-4 血流动力学静息评估柱状图

行试验观察其血流动力学趋势图的变化（图10-5）。

4．血流动力学平衡图 血流动力学平衡图（图10-6）中的横坐标为外周血管阻力，纵坐标为左心做功指数，绿色的框内代表血流循环状态正常，纵坐标高于绿色框代表左心做功（或排血）偏高、低于绿色框代表左心做功（或排血）偏低，横坐标高于绿色框代表外周血管阻力偏高、低于绿色框代表外周血管阻力偏低。绿色和黄色之间为轻度异常，黄色和红色之间为中度异常，超过红色为重度异常。人体血流动力学在循环系统正常情况下是平衡状态，以心脏排血与外周回流为整体循环，在不同疾病状态下会表现为排血与外周血管阻力的失衡，如高血压分外周血管阻力型或/和心脏排血偏高型两种情况。在休克的分型中，心源性休克常表现为低排高阻血流循环状态，感染性休克常见于高排低阻状态。根据不同血流循环状态结合病情给予生命指征初步判定。

5．血流动力学性能图 评估运动中排血灌注是该检查项目的主要目的。本图以心率（HR）为横坐标，以心输出量（CO）为纵坐标，分出运动中正常人心输出量的高限和低限（图10-7）。运动中心输出量在正常范围则数值在两线之间，在高线之上代表高于正常范围，在低线之下代表低于正常范围。

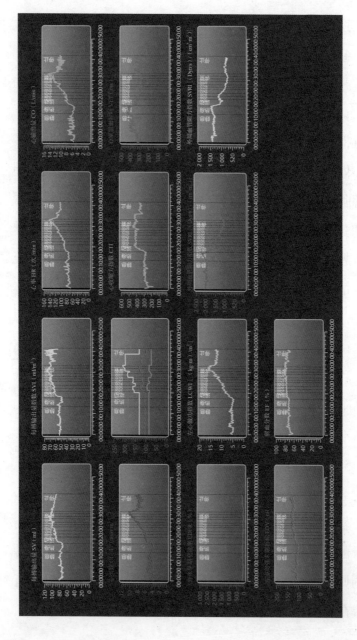

图 10-5　血流动力学连续评估趋势图

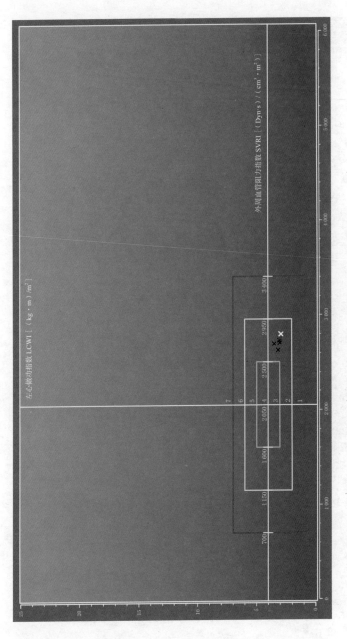

图 10-6　血流动力学平衡图

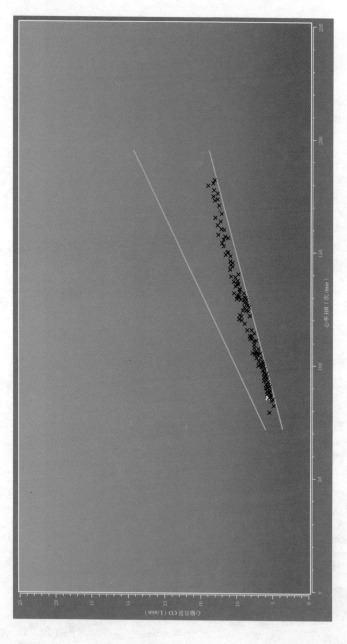

图 10-7　血流动力学性能图

（二）相关参数意义及参考值

1. 参数意义（表10-2）

表10-2　参数及意义解读

参数	意义及解读	
	静息	运动
心输出量（CO）	是每搏输出量和心率的乘积。低于正常值，提示心脏排血灌注不足，见于心功能低下、冠心病、心力衰竭、瓣膜病、心脏移植术前后等。高于正常范围，提示排血量偏高，见于高动力循环状态、甲亢性心脏病等。组织灌注充盈情况受心率和每搏输出量（SV）的双向影响，每搏输出量偏低者，心率代偿性增加，心输出量也可维持正常。反之，心率偏慢者，每搏输出量偏高，心输出量可维持正常。过低的心输出量会引起脏器官供血不足	运动中，心输出量与运动强度呈正相关。换一个角度来想，心输出量的提高是为了适应运动中骨骼肌对氧气需求的增加。随着运动强度的提高，参与运动的肌肉耗氧量增加，心输出量也随之代偿性增加，这是一个动态调节的过程，直到心功能达到极限不能进一步增加，即达最大摄氧量（VO2max）水平。在运动调节中，无氧阈之前大部分以每搏输出量增加为主，无氧阈运动之后以心率增加为主

续表

参数	意义及解读	
	静息	运动
心指数（CI）	是以每平方米体表面积计算的心输出量。具体算法：（心率×每搏输出量）/体表面积。心输出量是以个体为单位来计算的。实际上，身体矮小和高大的人新陈代谢水平明显不同，用心输出量的绝对值进行不同个体之间的心功能比较显然不够全面。实验资料表明，人体静息时的心输出量与个体表面积成正比。因此，以每平方米体表面积计算的每分输出量，称为心指数（cardiac index，CI），是比较不同个体之间心脏泵血功能的较好指标。CI<2L/（min·m²）为低心排血量综合征	临床意义同心输出量，随运动负荷增加而增加

84

续表

参数	意义及解读	
	静息	运动
心率 （HR）	健康成人的心率为60～100次/min，大多数为60～80次/min，女性稍快；3岁以下的小儿常在100次/min以上；老年人偏慢。成人每分钟心率超过100次（一般不超过160次/min）或婴幼儿超过150次/min者，称为窦性心动过速。常见于正常人运动、兴奋、激动、吸烟、饮酒和喝浓茶后，也可见于发热、休克、贫血、甲状腺功能亢进症、心力衰竭以及应用阿托品、肾上腺素、麻黄素等。如果心率在160～220次/min，常称为阵发性心动过速。	在运动中，心率与运动强度成正比上升；因此，在难以获得摄氧量的情况下常常使用心率反映运动强度。当运动强度接近最大时，心率逐渐达到平台期，若继续增加运动强度，心率不能再进一步增快。个体尽最大努力运动时的心率即最大心率（HR_{max}）。在实际测量中，由于最大心率受一些因素的影响，测得的最大心率可能低于真实值。计算HR_{max}的经典公式为：$HR_{max} = 220 -$ 年龄。此公式由大量研究数据得来，计算简便，具有一定的使用价值。但事实上HR_{max}存在较大的个体差异，此公式的计算结果并不能准确反映每个人的实际情况。例如，一位40岁的女性，按照公式计算可得HR_{max}为180次/min，

续表

参数	意义及解读	
	静息	运动
心率（HR）	心率低于60次/min者（一般在40次/min以上），称为窦性心动过缓。生理性的可见于长期从事重体力劳动者和运动员；病理性的见于甲状腺功能减退、颅内压增高、阻塞性黄疸、以及洋地黄、奎尼丁或普萘洛尔（心得安）类药物过量或中毒。如心率低于40次/min，应考虑有房室传导阻滞。心率过快超过160次/min，或低于40次/min，大多见于心脏病患者，且患者常有心悸、胸闷、心前区不适，应及早进行详细检查，以便针对病因进行治疗	而实际情况是68%的40岁人群HR_{max}介于168次/min至192次/min之间，95%的40岁人群HR_{max}介于156次/min至204次/min之间。在临床工作中，为了保障运动治疗的安全性和有效性，需要更准确地测量HR_{max}，常用方法有运动负荷心电图试验、心肺运动试验等。类似于最大运动强度时的心率平台期，在任何强度下持续进行有氧运动2~3分钟，心率都将达到一个平台期，此时的心率称为稳态心率，表明此时心血管系统处于相对稳定的代偿状态。经训练提高有氧耐力可以降低一定运动强度下的稳态心率数值，换言之，一般来说有氧耐力越好，在一定运动强度下的稳态心率越低

续表

参数	意义及解读	
	静息	运动
每搏输出量（SV）	一次心搏，一侧心室射出的血量，简称搏出量，亦称心搏量。搏出量等于右心室的搏出量基本相等。搏出量等于心室舒张末期容积与心缩末期容积之差值，受静脉回心血量、心室收缩能力、心室舒张能力等影响。静息状态下，正常成人动脉压力等影响。静息状态下，心搏量约为60～70ml。在一定的心率下，心搏量越大，心功能越好	运动初期心搏量呈线性上升，处于直立位时心搏量可升高至110～130ml，但普通人在运动强度达到40%～60%最大摄氧量时即达到平台期。运动中心搏量增加的主要原因包括运动中交感活性增强，肾上腺释放儿茶酚胺类激素可增强心肌收缩能力，增加回心血量；另一方面，肌肉挤压容量血管（"肌肉泵"作用），容量血管血容量回流增加，心室充盈程度更高，心在神经支配下发生收缩等因素使运动中回心血量增加，心肌初始长度增加，肌球蛋白与肌动蛋白同横桥数增多，心肌收缩力增强，心率数增快，运动后期间心率增快，达到150次/min时，心室充盈时间由静息时的500～700毫秒缩短至150毫秒左右，

续表

参数	意义及解读		
	静息	运动	
每搏输出量（SV）		导致回心血量减少，对心搏量产生负作用，在正负两方面的综合作用下心搏量达平台期。值得一提的是，心室充盈大部分完成于房室压力差最大的心室舒张期前100毫秒内，因此当心率增快时回心血量只会出现程度有限的减少，血流动力学仍可保持相对稳定。而且不同的个体每搏输出量平台期出现的点不尽相同	
每搏输出量指数（SVI）	是以每平方米体表面积计算的每搏输出量，进行不同个体之间的心功能的横向比较	临床意义同每搏输出量（SV）	

续表

参数	意义及解读	
	静息	运动
收缩压（SAP）	当心脏收缩时，从心室摄入的血液对血管壁产生侧压力，这时血压最大，称收缩压，亦称高压。根据美国 2017AHA/ACC 高血压指南的规定，成人收缩压≥130mmHg 或/和舒张压≥80mmHg 时即可确诊为高血压。收缩压≤120mmHg 称为理想血压	正常情况下，运动后血压随运动负荷增加持续升高，因血液重新分布，运动后有 70%～85% 的血液到外周骨骼肌，心输出量增加，外周血管阻力下降，血压持续增高
平均动脉压（MAP）	一个心动周期中动脉血压的平均值称平均动脉压。正常成年人平均动脉压的正常值为 70～105mmHg	
舒张压（DAP）	心脏舒张末期，血液暂时停止摄入动脉，而已流入动脉的血液靠血管壁的弹力和张力作用，继续流动，对血管壁仍有压力，这时的血压称舒张压。成人正常的舒张压<90mmHg。目前，国际上统一使用 mmHg	

续表

参数	意义及解读	
	静息	运动
外周血管阻力指数（SVRI）	是指小动脉和微动脉对血流的阻力，是以体表面积计算的阻力。与排血量和血压相关　数值偏高：提示外周血管阻力偏高。提示后负荷偏高，见于血管过度收缩（低体温、使用血管收缩药）；液体过多，心室充气膨胀；主动脉内球囊反搏（IABP）充气时机错误；二尖瓣成形或置换术后左右室流出道梗阻（瓣架或瓣叶组织梗阻）、外周血管阻力增阻高型高血压等　数值偏低：提示外周血管阻力偏低。提示后负荷降低，见于血管过度舒张（低体温、感染性休克、使用血管舒张药、液体过少、外周血管阻力减低型低血压等）	运动后因血液重新分布，骨骼肌分配大量的血液，因此外周血管阻力的正常趋势表现为持续下降，和增加的排血互相协调
外周血管阻力（SVR）	是指小动脉和微动脉对血流阻力的定量指标	

参数	意义及解读	
	静息	运动
左心做功指数（LCWI）	代表左心做功量与心肌需氧量成正比	运动后因排血持续增加
射血分数（EF）	每搏输出量占心室舒张末期容积量的百分比，反映心室排血功能。一般50%以上属于正常范围。人体安静时的射血分数约为55%～65%。射血分数与心肌的收缩能力有关，心肌收缩能力越强，则每搏输出量越多，射血分数也越大。正常情况下左室射血分数≥50%，右室射血分数≥40%。若小于此值即为心功能不全	运动后随着心肌收缩力的增加，射血分数持续增加，以供给外周骨骼肌的需要
心收缩力指数（CTI）	反映收缩时主动脉血流最大速度，间接反映心肌收缩效果（收缩强度、收缩速度、收缩力）的心肌内部的功能状态，也称变力性 $CTI = dZ/dt_{max}$（收缩血流波振幅）	

续表

参数	意义及解读	
	静息	运动
心收缩力指数（CTI）	心肌收缩能力是收缩力产生的基础，是前后负荷能调节心搏出量的基础。心肌收缩力是指心肌纤维不依赖于前、后负荷而改变其收缩强度（肌纤维缩短程度和张力大小）的一种内在特性，受心肌收缩能力和张力产生速率（缩短速度和发展速率）的一种内在特性，受心肌收缩能力和前后负荷以及收缩协调性等影响。通过改变心肌收缩力或心脏泵血功能的调节称等长自身调节，分正性和负性变力调节等长自身调节的意义：参与持续、剧烈的循环功能变化的调节，是神经体液机制、药物等调节心脏泵血功能的主要途径。增高多见于生理性心功能正常的年轻人；病理性增高多见于高动力循环状态、甲状腺功能亢进症等疾病，与相关心肌和收缩药物有关。减低见于心功能不全等心脏疾病（如冠心病、心力衰竭、心肌梗死等）	运动中 CTI 会持续增高进入平台，后减低。增高前期反映心肌收缩力因异常自身调节运动增加而增高。后期降低可能因异常自身调节达到极限，回心血量增加不明显所致

续表

参数	意义及解读	
	静息	运动
心室射血时间（VET）	主动脉瓣开放射血到主动脉瓣关闭的时间，与心率快慢成反比	运动后随心率的增加，心室射血时间会持续缩短，直至稳定心率后，心室射血时间趋于恒定，或在运动中诱发心肌缺血、心律失常等，心室射血时间会由减小趋势变为增加趋势
舒张早期充盈率（EDFR）	是心室舒张期血流振幅与收缩期血流振幅的比率，反映舒张期排血量与收缩期充盈力度之间的相对关系，间接反映心室充盈压及前负荷。关于前负荷的判断还需要结合阻抗图的O波综合解读	运动中前负荷基本在正常范围内，血液重新分布后回心血量增加，排血量增加，心室前负荷保持稳态平衡，当出现心力衰竭、严重心功能不全等疾病时，或运动中诱发出现心肌缺血或心律失常时，排血能力受损，EDFR会增高
舒张末期容积（EDV）	心室舒张末期容积就是心脏的前负荷	运动后回心血量会增加

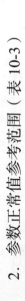

2. 参数正常值参考范围（表10-3）

表10-3 参数正常值参考范围

参数	静态卧位参考范围（范围会根据身高、体重、年龄不同而给出更加精确的参考值）			动态参考范围（以运动负荷踏车为标准的测试值）
	最低值	平均值	最高值	
心输出量（CO）	4.5	6.0	7.5	正常成人静息状态下心输出量约为5L/min，运动峰值因身体素质、性别、年龄、身高体重不同而表现出较大差异，一般而言无运动习惯的人群中男性可达20L/min左右，女性可达15L/min左右，专业运动员则可达到35~40L/min。运动负荷试验时心输出量最大值（CO$_{max}$）建议大于静息值的2倍
心指数（CI）	2.5	3.3	5	一般CI$_{max}$ 男性可达10~15L/（min·m²），女性为8~12L/（min·m²）
心率（HR）	60	80	100	HR$_{max}$ 一般为220-年龄

续表

参数	静态卧位参考范围 （范围会根据身高、体重、年龄 不同而给出更加精确的参考值）			动态参考范围 （以运动负荷踏车为标准的测试值）
	最低值	平均值	最高值	
每搏输出量 （SV）	60	80	100	直立位运动时心搏量可升高至 110～130ml，普通人在运动强度达到 40%～60% 最大摄氧量时可见平台期
每搏输出量 指数（SVI）	35	46	65	SVI_{max} 约为 70～90ml/m²
收缩压 （SAP）	80	120	130	收缩压随运动负荷增加而持续增加直到 220mmHg，部分高血压患者可达 270mmHg，正常建议不超过 220mmHg
平均动脉压 （MAP）	70	93	110	平均动脉压随运动负荷增加而持续增加，最大可达 160mmHg
舒张压 （DAP）	60	80	80	舒张压随运动负荷增加而缓慢增加或见下降趋势，正常参考围不超过 90mmHg

续表

参数	静态卧位参考范围 （范围会根据身高、体重、年龄 不同而给出更加精确的参考值）			动态参考范围 （以运动负荷踏车为标准的测试值）
	最低值	平均值	最高值	
外周血管阻力指数（SVRI）	1 600	2 050	2 500	随运动动负荷增加而持续下降，SVRI 可减小到 800（Dyn·s）/（cm^5·m^2），SVR 可减小到 600（Dyn·s）/cm^5
外周血管阻力（SVR）	885	1 135	1 385	
左心做功指数（LCWI）	3.0	4.0	5.0	随运动负荷增加而持续增加，最高可达 20～25（kg·m）/m^2
射血分数（EF）	50	62	75	EF_{max} 可达 95%
心收缩力指数（CTI）	100	200	300	运动中 CTI_{max} 可达 400

续表

参数	静态卧位参考范围（范围会根据身高、体重、年龄不同而给出更加精确的参考值）			动态参考范围（以运动负荷踏车为标准的测试值）
	最低值	平均值	最高值	
心室射血时间（VET）	150	300	400	VET 持续减小，VET_{min} 可达 150 毫秒
舒张早期充盈率（EDFR）	0	33.5	67	一般处于动态平衡的正常范围（0 ~ 67），变化趋势平稳
左室舒张末期容积（EDV）	80	120	160	运动中 EDV_{max} 可达 180ml

五、与其他心输出量监测手段的区别及优缺点

与其他心输出量监测手段的区别及优缺点见表 10-4。

表 10-4 各种血流动力学监测设备优缺点

产品名称	技术原理	优缺点
动态无创心输出量监测系统（PhysioFlow Enduro）	第一代心室血流阻抗法	①无线、无创、实时、连续、精准监测动、静态血流动力学变化；参数涵盖心输出量、前负荷、心肌收缩力、外周血管阻力等 12 项相关参数；有专利高频滤波技术、防止呼吸、运动、肌肉活动、呼吸机等引起的干扰 ②涵盖 5 个功能：血流动力学阻抗图、血流动力学静息柱状评估图、血流动力学实时趋势变化图、血流动力学平衡图、血流动力学性能图 ③准确性高，相关研究显示静息每搏输出量和心输出量的准确性与金标准 Swan-Ganz 漂浮导管（Ficks 法）的测量标准（静息 $r = 0.89$，运动 $r = 0.85$）高度一致

续表

产品名称	技术原理	优缺点
Swan-Ganz漂浮导管	热稀释法（Ficks法）	属于有创金标准，但是有创伤风险，专业性强，费用高，应用受限，亚健康、重危人群，禁忌证患者，低收入者不适合
BIOZ.com DASH 3000 BENEview T NICOM 等	传统阻抗法类	传统阻抗法的每搏输出量计算公式为 $SV = VPET \times VET \times EPCI$。其中，$Z_0$ 为基础阻抗，受呼吸、体位及电极片位置影响很大，因此只用于静息评估，不能动态连续及无线传输。无专利高频滤波技术，因此抗干扰能力弱
ICON	红细胞密度法（传统阻抗法）	多用于静息评估，运动评估的准确性有待于实验验证
USCOM	超声法	数值测量精准度高，但只能够静息床旁评估血流动力学，不能运动中监测心输出量变化，无实时连续曲线数值变化
普通超声	多普勒超声法	是普通超声测试的结果，但是准确度不如专业超声法血流动力学设备
PICCO	半有创热稀释法	创伤小，操作相对简单，评估血流动力学数值全面，适合于危重静息患者的评估，不能进行运动连续评估

产品名称	技术原理	优缺点
CardioQ 食管超声血流动力监护仪	超声法	痛苦，适用于昏迷患者，清醒患者必须经麻醉，为避免感染，必须使用探头护套，价格高昂
NICO 无创心肺功能监护仪	部分 CO_2 重复吸入法	侧重呼吸力学数据监测，仅适用于呼吸机支持危重患者，数据显示迟缓，不能实时

第十一章

动态无创心输出量监测系统在心脏重症康复中的使用指导

一、血流动力学静息评估反映心功能状态

（一）适应人群

一般而言，所有人均可进行血流动力学静息评估。在心脏重症康复中，所有成人及儿童心血管病患者均可进行评估，包括冠心病及支架/搭桥术后、心脏瓣膜置换术后、心力衰竭、心肌病、心律失常、心脏移植术后、大血管及外周血管手术后、先天性心脏病等患者。

（二）评估指标及具体数值临床指导意义

1. 反映心脏排血的指标为 SV、SVI、C、CI 其中，$SV \times HR = CO$，因此 CO 受 SV 和 HR 双向调节。有些情况 SV 降低，HR 代偿增高，CO 处于正常，提示仅每搏输出量偏低，心输出量正常。有些情况 SV 降低，HR 未代偿增高，CO 偏低，提示心输出量降低，应高度重视、积极治疗。有些情况 SV 增高，HR 正常或增高，CO 增加，提示心输出量增加。

2. 反映心肌收缩力的指标主要看 CTI（正常范围：100～300） 若 CTI 降低，提示心肌收缩力差。

3. 反映前负荷的指标是 EDFR 和 O 波增幅 EDFR 是 O/S%，反映相对前负荷。若 O 波增高，前负荷一定增加，但是 EDFR 可能正常或增加。如 EDFR > 67，

CTI 相对正常或减低，提示前负荷增加，心肌收缩力相对弱。若 EDFR ＜ 67，CTI 相对正常或增加，提示前负荷增加，心肌收缩力相对增强，能够代偿前负荷的增加，储备功能可。若 O 波正常，EDFR 增高，提示前负荷正常，心肌收缩力相对差。

4．LCWI 从心脏做功的物理学角度反映心功能 大于正常值提示心脏做功增强，可能是外周血管阻力高引起，也可能是心脏排血多引起，或是交感神经兴奋引起。小于正常值提示心功能减弱，建议积极治疗，寻找病因。

5．反映后负荷的重要指标是 SVR 和 SVRI 小于正常值提示血管阻力减低，可能是扩血管药物或血管壁顺应性强等情况导致。大于正常值提示血管阻力增高，见于外周血管顺应性减低、血管硬化、肥胖、收缩血管药物等的影响。

临床中会遇到很多不同种类的疾病，血流动力学表现各不相同，在静息心功能评定时，主要从心输出量、心肌收缩力、前后负荷 4 个方面来综合分析不同疾病的血流循环状态，从而反映重症患者的基础心功能，结合临床症状及治疗方案辅助指导用药、液体管理、判定康复前基础心功能等。

二、心阻抗图反映心功能状态

（一）区分舒张性心力衰竭和收缩性心力衰竭

临床中鉴别舒张性心力衰竭和收缩性心力衰竭，从而针对性用药是很关键的。

目前，常用超声 EF 结果再结合临床症状来加以区分。一般有心力衰竭指征的患者，EF > 50% 提示舒张性心力衰竭（又名射血分数正常的心力衰竭、射血分数保留的心力衰竭），若 EF < 40% 提示收缩性心力衰竭。目前，国际研究提示仅 EF 一项参数已不足以满足临床需求，结合血流动力学和心室壁运动情况能够更加精确地反映心功能。

收缩性心力衰竭除 EF < 40% 外，血流动力学 SV、CO、CTI、LCWI 等反映心脏排血的指标会相应减低，反映前负荷的 EDFR 会增高，阻抗图以 S 波降低、O 波增高为主要表现，A 波基本正常。

舒张性心力衰竭除 EF > 50% 外，血流动力学 SV、CO、CTI、LCWI 等反映心脏排血的指标基本正常或未见明显异常，反映前负荷的 EDFR 基本正常或增高，阻抗图以 A 波增高为主，S 波、O 波未见异常。

混合性心力衰竭则两种表现兼具。

（二）A 波增高的幅度可分级舒张性心力衰竭的等级

A 波反映心房射血波。若舒张性心力衰竭时，心房射血到心室用力程度增加，射血速度加快，同时心室舒张不良，充盈压增加快，引起舒张期缩短，收缩期提前出线，进而引起 A 波增高并不能回到基线，结束点融入 S 波中，且增高程度随着舒张功能的严重程度而增高。其中，A 波融入 S 波增幅的 25%～50% 提示 II 级心力衰竭，20%～75% 提示 III 级心力衰竭，≥75% 提示 IV 级心力衰竭。（图 11-1）

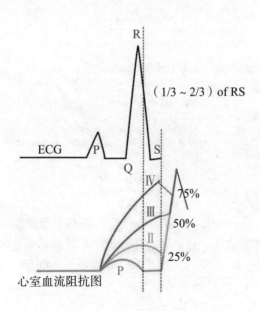

图 11-1　A 波增高等级示意图

（三）O 波增高提示心室液体负荷超载

O 波指心室舒张期的血流变化。一般 O 波振幅大于 S 波增幅的 1/3 时，提示液体负荷增高，见于收缩性心力衰竭、液体负荷过重、主动脉瓣狭窄、急性心肌梗死、心脏移植术后、冠状动脉旁路移植术后、心肌炎等。（图 11-2）

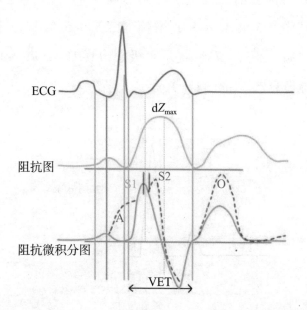

图 11-2　A 波、O 波、S 波异常示意图
A 波增高：心室壁僵硬，见于舒张性心力衰竭
S1、S2：双峰 S 波；心室收缩不同步
O 波：液体负荷超载；收缩性心力衰竭

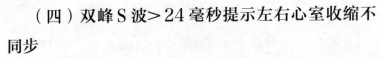

（四）双峰 S 波＞24 毫秒提示左右心室收缩不同步

S 波指心室收缩期血流变化阻抗图。若出现两个 S 波，提示左右心室收缩不同步。从第一个波峰到第二个起始波的时间差＞24 毫秒，提示存在收缩不同步；＞42 毫秒，可建议安装三腔起搏器。

三、静态或联合被动抬腿负荷试验（PLR）

评估重症患者液体负荷状态及容量反应性，辅助把控 I 期心脏康复运动治疗的安全性。

（一）定义

被动抬腿负荷试验是指模拟容量负荷试验，将静脉血从下肢和内脏转移到胸腔，暂时可逆地增加静脉回心血量，从而增加心脏前负荷。

（二）适应证

一般而言，所有重症心血病患者需要评估容量反应性、明确 I 期康复安全开始进行节点的均适合，包括轻中重度心力衰竭、休克、患者不明原因心率加快、怀疑血容量不足、明确 I 期心脏康复起始的安全性、评估前负荷状态需求、预测运动耐量等。

（三）禁忌证

患者存在严重的心功能不全、肺水肿、重度二尖瓣/主动脉瓣狭窄及关闭不全等。

（四）标准操作流程（见附录二）

（五）评估指标及具体数值临床意义

1. 评估指标　主要观察患者每搏输出量（SV）在抬腿负荷试验3分钟内的变化趋势。次要观察指标为HR、CTI、EDFR及O波振幅。

2. 具体数值临床意义

（1）抬腿负荷试验阳性标准是每搏输出量（SV）较静息增量≥10%[公式:（抬腿负荷试验中SV_{max} – 静息SV平均值）/静息SV平均值]，提示心脏储备功能可，能够耐受补液治疗，心脏康复Ⅰ期标准流程可安全实施。

（2）抬腿负荷试验阴性标准是每搏输出量（SV）较静息增量<10%，提示心脏储备功能差，心脏不能承受液体负荷量的增加，心脏康复Ⅰ期标准流程暂缓实施或仅给予患者教育及轻微被动活动，且需要在严密监护下进行，此时建议根据临床情况积极治疗。

（3）除上述标准判定外，在整个评估过程中还需要观察其他指标的变化，包括静息和运动中的数值变化，综合反映心功能，指导治疗。

1) PRL 结合 EDFR 和 O 波综合判定：在 PLR 阳性时，EDFR 静息＞67 且 O 波增高，提示前负荷增高，心脏储备功能正常。若 EDFR 静息＞67 但 O 波正常，提示前负荷正常，心脏储备功能正常，心肌收缩力相对下降。若 EDFR 静息＜67 且 O 波增高，提示前负荷增高，心脏储备功能正常，心肌收缩力正常或增强，可能和强心治疗相关。若 EDFR 静息＜67 且 O 波正常，提示前负荷正常，心脏储备功能正常。

在 PLR 阴性时，一般心肌收缩能力会下降，对应参数 CTI。若 PLR 阴性时，EDFR 静息＞67 且 O 波增高，一般抬腿后 EDFR 和 O 波会继续增加，提示前负荷高，心脏储备功能差。若 EDFR 静息＞67 但 O 波正常，抬腿后 EDFR 和 O 波会继续增加，提示前负荷正常，心脏储备功能差，心肌收缩力减低。若 EDFR 静息＜67 且 O 波增高，抬腿后 O 波会继续增加，EDFR 会增加＞67，提示前负荷增高，心脏储备功能差。若 EDFR 静息＜67 且 O 波正常，提示前负荷正常，心脏储备功能差。

2) PLR 结合 HR 偏高的判读：当患者静息心率 HR 偏高时，抬腿后 HR 趋势变化出现明显下降（下降幅度为 10% 左右），PLR 阳性，提示患者存在血容量不足，心脏储备功能可，应给予充分补液，心脏康复Ⅰ期可实施。若 PLR 阳性，但患者心率未见明显变化，则提示患者心率快可能不是容量不足所致，应积极寻找其他原因。若患者心率明显增加，则说明患者可能存在心功能不良或容量相对过多，应立即给予抬高床头，置于半坐卧位，并采取其他相应处置。

四、血流动力学平衡图

血流动力学平衡图反映血流循环状态，指导血管活性药物（强心、扩血管、减低心肌收缩力等药物）的使用。

血压和外周血管阻力均属于心脏射血的后负荷。外周血管阻力是指小动脉和微动脉对血流的阻力，是形成血压的基本因素之一。血流动力学公式：外周血管阻力（SVR）= 80（MAP – CVP）/CI。因为 CVP 比较小，所以常常使用近似公式：SVR = 80 × MAP/CO。一般情况下，舒张压的高低主要反映外周血管阻力的大小。CO 是指心输出量，是每搏输出量和心率的乘积。心脏收缩期每搏输出量增大，射入主动脉的血量增多，管壁所受的张力增加，收缩压增高，因此心输出量影响收缩压。左心做功指数（LCWI）=（MAP – PCWP）× CI ×

0.014 4（PCWP 常默认正常或忽略）。可见，CO、MAP、SVRI 是相互联系的整体，形成血流动力学平衡图。

静息评测时，绿色为 LCWI 和 SVRI 的正常范围，绿黄之间提示数值轻度异常，黄红之间提示中度异常，红以外提示重度异常，每个数据点代表外周血管阻力和左心做功指数，数据解读要以矢量原则分析。平衡图可反映机体的血流循环状态，以及高血压分型、休克、低血压等，可用于指导血管活性药物的使用。对于高血压患者，若评估结果见 LCWI 偏高，SVRI 正常，提示为左心做功指数偏高型，再结合心输出量（CO），若 CO 偏高，以减低心肌收缩类药物如 β 受体阻滞剂等、钙通道阻滞剂、利尿剂为主；若 CO 未见增高，建议给予降低左心做功指数的药物；对于单独外周血管阻力指数（SVRI）偏高型，用药建议以血管紧张素转化酶抑制剂（ACEI）、血管紧张素 II 受体阻滞剂（ARB）、钙通道阻滞剂和利尿剂为主。当然，用药时要结合其他指标综合判定心功能状态。若为混合型高血压患者，5 类降压药物均可使用。对于低血压患者，心输出量或 LCWI 偏低型，建议强心，当 CO 正常时，不需补液。对于 SVRI 偏低型低血压，建议收缩外周血管。（图 11-3）

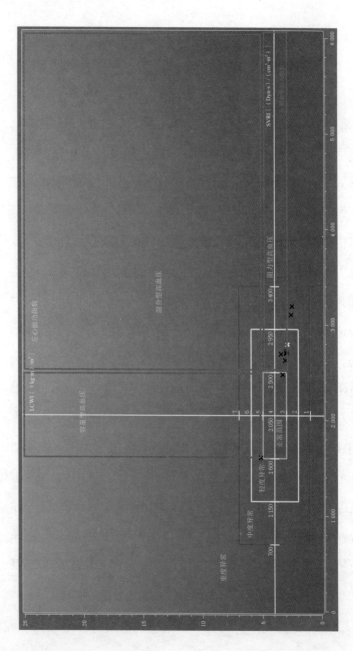

图11-3 血流动力学平衡图反映左心做功及外周血血管阻力指导高血压分型

对于休克的患者，一般用于心源性休克和感染性休克的鉴别。心源性休克常表现为 LCWI 偏低，外周血管阻力指数（SVRI）偏高或正常。感染性休克早期时常表现为外周血管阻力偏低，左心做功指数偏高。根据患者具体的心功能状态和外周血管阻力情况对症用药。

五、动态无创心输出量监测联合六分钟步行试验综合评估

（一）适应人群

可下床活动者或出院前心功能稳定，尤其适用于不能耐受心肺运动试验的患者，如 CABG 后 3 周、心肌梗死后 2 周、PCI 后 1 周、心力衰竭、COPD 等患者。

（二）操作流程（详见附录三）

（三）指标分析

六分钟步行试验是 I 期康复中评估重症心功能和指导制订运动处方的重要手段。同步监测血流动力学的六分钟步行试验能够更加安全有效地指导制订运动处方。目前，临床制订运动处方的原则是：指脉氧＞95%以上，可以最大心率的 85% 制订运动处方的目标心率；指脉氧＜85%，以最大心率的 60% 制订运动处方的目

标心率；若指脉氧在 85%~95%，则以 60%~85% 的最大心率制订运动处方的目标心率，或者结合心肺运动试验的结果制订运动处方。

同步动态无创心输出量监测后，六分钟步行试验过程中可以反映心脏排血的变化，包括最大每搏输出量、SV 平台期、最大心率、EDFR、外周血管阻力、实时阻抗图 O 波等，通过综合分析测试过程中的血流动力学变化趋势，制订更加安全有效的运动处方。

一般最主要的观察指标为每搏输出量（SV）的平台期所对应的心率和最大心率，其次观察最大每搏输出量、EDFR 是否存在测试中 > 67，以及 O 波有无异常增大。临床建议：以每搏输出量（SV）平台期的心率 ± 5 次/min，并联合最大心率的 60%~85% 制订运动处方，同时排除 EDFR 和 O 波增加的异常情况。（运动处方单详见附录三）

六、动态无创心输出量监测联合心肺运动试验综合评估

（一）适应人群

重症患者出院前可耐受心肺运动试验的患者。包括

心肌梗死后 1 个月、稳定型心绞痛、CABG/PCI 后 7 天、心源性猝死存活的患者，心力衰竭恢复到Ⅰ~Ⅱ级、先天性心脏病术后的患者，瓣膜心脏病术后及心脏移植术后 3 个月的患者。

（二）反映指标

心肺运动试验主要通过代谢能机制反映心功能，主要以无氧阈制订运动处方，其他指标包括反映运动耐力的最大摄氧量 VO_{2max}、反映通气效率的 VE、VE/VO_2、VE/VCO_2 等，辅助判定心功能状态。在重症患者中做心肺运动试验，肺功能指标相对会减弱，但是反映排血功能的指标能够直接反映心功能。

在静息心功能评定时，可以根据指标的高低反映基础心功能；在运动负荷试验中，主要观察每搏输出量的增加、趋势变化、平台期和最大每搏输出量、心输出量、最大心率、EDFR 及其在运动中的趋势变化（是否存在测试中＞67）以及 O 波有无异常增大。

每搏输出量的变化趋势在运动中可反映很多问题：

判定每搏阈：先找出运动期的每搏输出量（SV）变化趋势的拐点最明显处，然后查看斜率，以运动开始到该拐点的线性回归斜率为 S_{1max}，且从拐点到运动结束的线性回归斜率 S_2 趋于最小水平，两个斜率相交点处的心率为每搏阈心率。

SV 随运动负荷增加持续下降反映心肌缺血血流动力学表现：

每搏输出量（SV）在运动负荷增加时出现持续下降，并排除心律失常的影响，持续下降时间＞1分钟提示心肌缺血。同步可观察到其他指标，EDFR 增加＞67，VET 随心率增加出现增加趋势，SVR 趋势由下降变水平或增加。

（三）临床指导

评估心脏的静息及运动中心功能的高低，分析运动趋势变化以监测心肌缺血，评估运动中排血灌注的高低，反映运动心输出能力，最后结合每搏输出量拐点（每搏阈）所对应的心率制订运动处方，同时要注意心肌缺血情况。一般建议运动处方的范围每搏阈所对应的 HR ± 5 次/min，某些情况下要结合心肌缺血血流动力学表现和无氧阈调整。

七、动态无创心输出量监测对康复监护的获益

康复监护是保证安全性的重要部分，在患者抬腿负荷试验正常前提下，开始运动康复七步法，开始有氧训

练。抗阻训练过程中，实时佩戴动态无创心输出量监测系统，密切观察每搏输出量（SV）的上升趋势变化，若出现下降，要及时预警，减轻康复运动量。EDFR＞67也是减轻运动量的指征。

第十二章

出院前的心脏康复评定及院外运动处方的制订和调整

一、心脏康复评定方式

（一）动态无创心输出量监测联合六分钟步行试验

血流动力学六分钟步行试验运动处方中的目标心率建议综合以下指标设定：

1. 根据动态无创心输出量监测系统中的 SV，建议目标心率为 SV 出现平台期时，其对应时间下的心率 ±5 次/min。如 SV 出现平台期时对应时间下的心率为 120 次/min，则运动处方中的目标心率为 115 ~ 125 次/min。

2. 若 SV 在运动过程中未出现平台期，则建议目标心率根据最大 SV 的 60% ~ 85% 及 EDFR 在运动中数值≤67 的相对时间内对应的心率。如最大 SV 的 60% ~ 85% 的相对时间对应的心率为 100 ~ 130 次/min，而 EDFR 的数值在心率为 127 次/min 时＞67，则运动处方中的目标心率建议为 100 ~ 127 次/min。步行速度、代谢当量（MET）、消耗的卡路里都可以根据标准公式计算得到。

若住院期评估过六分钟步行试验，则在出院前或转科前可再次根据新的测试结果制订处方，实时调整，并对比前后心功能的改变，包括最大步行距离、最大每搏输出量、最大心率等。

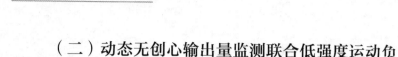

（二）动态无创心输出量监测联合低强度运动负荷试验

对于出院前不愿做或不能耐受心肺运动试验的患者，可通过动态血流动力学负荷试验制订运动处方。该检查建议同步运动心电图，负荷递增方案可根据标准公式推算。功率递增幅度（W）={{［身高（cm）－年龄（y）］×20（锻炼较少的男性）或 ×14（锻炼较少的女性）}－{150＋［6×体重（kg）］}}/100。出现每搏阈平台期即可终止试验，无须亚极量运动。该种方法的运动负荷时间和强度，与心肺运动试验相比有所降低，所以患者更易耐受，风险也较小。在整个试验过程中，医护人员需要密切观察患者在静息及运动中的血流动力学各项参数变化、心电图变化及运动反应，以便综合判断运动中是否有血流动力学异常、心肌缺血及心律失常等情况的发生，如有以上情况出现，运动处方还需结合缺血阈和心律失常阈综合制订。一般情况下，试验结束后，根据 SV 平台期所对应的心率和功率（踏车）制订运动处方。

（三）动态无创心输出量监测联合心肺运动试验

动态无创心输出量监测联合心肺运动试验是目前最为全面的心脏康复心肺功能评估手段及制订运动处方的

可靠方法，可以从不同的状态（静息、运动负荷、恢复）、不同的角度（血流动力学、心电学、气体代谢），连续动态地观察，并进行综合评估及考量，更有助于临床医师判断运动时继发于心肌缺血的心肌运动障碍、血流动力学障碍，以及运动负荷下患者的生理病理状态、运动受限的脏器等。

制订运动处方的目标心率建议以无氧阈时的心率结合每搏阈心率综合考虑，在此心率基础上，上下浮动5个心率，作为运动处方的靶心率区间范围，但如果患者有服用β受体阻滞剂及其他影响心率的药物，或在心脏康复期间调整药物剂量，那么此靶心率区间应适当进行调整，或者采用无氧阈和每搏阈时对应的功率进行院内心脏康复。若患者在无氧阈之前终止运动，可结合每搏阈、峰值摄氧量、峰值心率等制订出适合患者的中等强度的运动处方。

同时，患者在检查过程中可能会有心肌缺血、心律失常等情况的发生，若心肌缺血或心律失常发生在无氧阈或每搏阈之前，运动处方则应结合缺血阈及心律失常阈制订，心率可选择在阈值出现之前，故其靶心率区间会适当降低，以保证患者的安全性。

在心脏康复过程中，医护人员不能仅关注靶心率或靶功率，还要观察患者的运动反应，询问其主观疲劳程度，并适当调整运动处方。主观疲劳程度分级多采用Borg 劳累度评估量表，患者根据自己感觉的劳累程度打分，由最轻到最重分别对应 6 ~ 20 分。根据不同的危险分层，一般以 12 ~ 16 分为宜。

二、根据核心指标调整运动处方

运动处方的调整主要关注每搏阈对应的心率和每搏输出量的数值，以及出现的心肌缺血对应的 SV 持续下降的开始点，以及 EDFR 出现> 67 时的心率。

若结合心肺运动试验一起，则需要结合无氧阈和每搏阈综合调整。若有动态无创心输出量监测作为实时运动的监护，建议运动康复执行中，除了将心率保持在处方的范围，也要保持 SV 在处方的范围，以保证更多的冠状动脉血流灌注。

三、动态无创心输出量监测判断运动效果

出院前或经过 1 个月或 3 个月的康复后，需要根据动态无创心输出量监测或/和心肺运动试验的结果判定

运动效果，再次调整运动处方。

　　D（a-v）动静脉氧压差是反映氧利用度的重要指标，是有氧训练效果判定的重要指标。与最初评估结果相比，一般相同功率下，每搏输出量减低、摄氧量增加、动静脉氧压差增加是康复效果的最佳反映，并且最大功率、最大排血量、最大摄氧量都增加。若康复处方不当，则会出现在相同功率下每搏输出量增加、摄氧量减低的情况，更加严重的情况是最大功率、最大排血量、最大摄氧量都减低。在血流动力学指标中，SVR 是用来评估抗阻训练的效果的，若静息评估或运动中增高，则建议调整抗阻训练来降低外周血管阻力，但注意一般康复训练以有氧训练为主。

第十三章
心脏重症康复注意事项

一、降低运动强度的指征

（一）心输出量监测指征

康复治疗中心输出量超过原心肺运动试验中的每搏阈值，建议降低负荷量。

（二）主观指征

运动后恶心呕吐、疲劳恢复慢、失眠、心率过快、运动停止时心率恢复慢、呼吸快、肌肉酸痛、关节酸痛。

二、停止正在进行运动测试或运动康复指征

（一）心输出量监测指征

出现每搏输出量持续下降建议时间＞1分钟，并排除运动负荷减小所引起的心输出量下降情况。相应血流动力学指标也会有改变，如 HR 偏快，CTI、CO、CI 增加等。注意观察运动中阻抗图变化，有时 O 波增高。

（二）主观指征

面色苍白、大汗、眩晕、心悸、脉律不齐、咽喉部压迫感，胸口憋闷感。

附录一

缩略语

中文	英文	缩略词	单位
心输出量	cardiac output	CO	L/min
心指数	cardiac index	CI	L/(min · m²)
心率	heart rate	HR	次/min
每搏输出量	stroke volume	SV	ml
每搏输出量指数	stroke volume index	SVI	ml/m²
收缩压	systolic arterial pressure	SAP	mmHg
平均动脉压	mean arterial pressure	MAP	mmHg
舒张压	diastolic arterial pressure	DAP	mmHg
外周血管阻力指数	systemic vascular resistance index	SVRI	(Dyn · s) / (cm⁵ · m²)
外周血管阻力	systemic vascular resistance	SVR	(Dyn · s) / cm⁵
左心做功指数	left cardiac work index	LCWI	(kg · m) / m²
射血分数	ejection fraction	EF	%
心收缩力指数	contractility index	CTI	none
心室射血时间	ventricular ejection time	VET	ms
舒张早期充盈率	early diastolic filling ratio	EDFR	none
舒张末期容积	end-diastolic volume	EDV	ml

附录二

被动抬腿负荷试验标准操作流程

1. 首先评估患者病情及意识状态，对清醒的患者要做好解释。

2. 佩戴动态无创心输出量监测系统，选择动态监测模式，时间记录20秒，校准定标后连续监测1分钟静息卧位血流动力学数值，将患者处于半卧位45°保持1分钟，打标记"半卧位"，随后将患者平卧，同时被动抬高患者双下肢45°，打标记"抬腿"，持续2～3分钟后打标记"结束"，同时将患者恢复正常体位。（附图1）

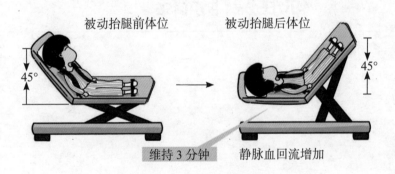

被动抬腿前体位　　　被动抬腿后体位

维持3分钟　　静脉血回流增加

附图1　被动抬腿负荷试验

动态无创心输出量监测联合六分钟步行试验的标准操作流程

（一）设备准备

电子血压计 1 台，动态无创心输出量监测系统 1 台，30 米的场地，指脉氧 1 个，Borg 劳累度评估量表，呼吸困度分级表。

（二）操作规范

1. 患者在试验前 10 分钟到达试验地点，核实患者是否具有试验禁忌证，确认患者穿着适宜的衣服和鞋。若无禁忌证，则于准备试验所需工具的两端分别放 1 把椅子，让患者就座休息。佩戴动态无创心输出量监测系统、智能便携式血压计、智能便携式血氧仪，填写处方笺的第一部分并标记在心输出量监测软件上。

2. 让患者站立，应用 Borg 劳累度评估量表对其基础状态下的呼吸困难情况作出评分。

3. 患者指导 首先指导患者整个检查过程的注意事项，然后实施过程中要将圈数在软件中记录好。

告知患者这个检查的目的是在 6 分钟内尽可能走得远一些，需要在这条过道上来回走。6 分钟时间走起来很长，所以您要尽自己的全力，但请不要奔跑或慢跑。

您可能会喘不过气来，或觉得精疲力尽。您可放慢行走速度，甚至停下来休息。您可在休息时靠在这面墙上，一旦觉得体力恢复了，就应尽快继续往下走。

您需要绕着这两个圆锥形的路标来回走，绕这两个圆锥形路标时您不要犹豫。

您准备好了吗？我们会记录您走过几个来回，您每次转身经过这条起点线时，我都会记录 1 次。请您牢记，试验需要您在 6 分钟内走出尽可能远的距离，是现在开始？还是等您准备好之后咱们再开始？

4．将患者带领至起点处。测试过程中，操作者始终站在起点线附近。不要跟随患者一同行走。当患者开始出发时，开始计时。

5．患者每次返回起点线时，在工作表中标记出折返次数，要让患者看到这些行动。动作可稍微夸张一些，就像短跑冲刺终点线上的裁判按下秒表一样。用平和的语调对患者讲话：

1 分钟后，对患者说（语调平和）："您做得不错。您还要走 5 分钟。"

剩余 4 分钟时，对患者说："不错，坚持下去，您还要走 4 分钟。"

剩余 3 分钟时，对患者说："您做得很好，您已经走完一半了。"

剩余 2 分钟时，对患者说："不错，再坚持一会儿，只剩下 2 分钟了。"

剩余 1 分钟时，对患者说："您做得不错，只剩下 1 分钟了。"

不要用其他语言鼓励患者，避免做出暗示患者加快步行速度的肢体语言。

据测试结束只剩下 15 秒时，对患者说："过一会儿我会让您停下来，当我喊停时，您就停在原地，我会走到您那儿。"

计时 6 分钟时，对患者说："停下！"走到患者处。如果患者显得很劳累，推上轮椅。在他们停止的位置做好标记，比如放置一个物体或画上标记。

如果患者在试验过程中停了下来并要求休息，对患者说："如果您愿意，可以靠在这面墙上；当您觉得休息好了就尽快接着往前走。"继续记录时间。如果患者未能走满 6 分钟就止步不前，并且拒绝继续测试（或操作者认为其不宜再继续进行测试），将轮椅推至患者面前让其就座，终止步行，将其步行的距离、终止时间以及未能完成试验的原因记录在工作表上。

6. 试验结束后，打好标记"停止和最后一圈的距离"，并向患者做出的努力表示祝贺，并给他一杯水。记录患者行走之前的 Borg 劳累度评估量表分值，并咨询患者："您觉得是什么原因使您不能走得更远一些？

都有哪些不舒服？"测定血氧饱和度、血压，并记录在软件中。

7. 记录下患者最后一个来回中走过的距离，计算患者走过的总路程，数值四舍五入，以"米（m）"为单位计算，并将计算结果记录到工作表上。

（三）六分钟步行试验（6MWT）注意事项

将抢救车安放于适当的位置，操作者熟练掌握心肺复苏技术，能够对紧急事件迅速作出反应。

出现以下不适时及时终止试验：胸痛；难以忍受的呼吸困难；下肢痉挛；步履蹒跚；虚汗；面色苍白；患者无法忍受。

测试前不应进行热身运动。

患者目前服用的药物不要停用。

测试时，操作者注意力要集中，不要和其他人交谈，不能数错患者的折返次数。

为减小不同试验日期之间的差异，测试应在各天中的同一时间点进行。

如果一个患者在同一天进行 2 次测试，2 次测试至少要间隔 2 小时。同一天，患者不能进行 3 次测试。

指标	范围
6分钟最大步行距离预计值	男：7.57×身高（cm）– 5.02×年龄 – 1.76×体重（kg）– 309 女：2.11×身高（cm）– 5.78×年龄 – 2.29×体重（kg）+ 667
根据6MWT，进行心肺功能分级	1级：＜300m 2级：300～374.9m 3级：375～449.5m 4级：＞450m
六分钟步行试验结果对MET的预测	MET＝（4.948＋0.023×6分钟步行距离）/3.5
运动时能量消耗	MET×3.5×千克体重/200＝kcal/min

Borg 劳累度评估量表（RPE 量表）

RPE	主观运动感觉特征	RPE	主观运动感觉特征
6	（安静）	13	稍费力（稍累）
7	非常轻松	14	稍费力（稍累）
8	非常轻松	15	费力（累）
9	很轻松	16	费力（累）
10	很轻松	17	很费力（很累）
11	轻松	18	很费力（很累）
12	轻松	19	非常费力（非常累）
		20	非常费力（非常累）

血流动力学六分钟步行试验运动处方单

姓名		性别		出生日期	年 月 日
身高（cm）		体重（kg）		测试日期	年 月 日
年龄（岁）				电话	
诊断				病历号	

现用药（√）	阿司匹林/氯吡格雷	他汀类	β受体阻滞剂	ACEI/ARB	硝酸酯类	钙通道阻滞剂	曲美他嗪

	6MWT 试验前	6MWT 试验后
血压（mmHg）		
血氧 SPO_2		
呼吸困难（Borg scale 分级）		
疲劳（Borg scale 分级）		
每搏输出量（SV）		
心率（HR）（次/min）		

续表

心输出量（CO）			
心指数（CI）			
心收缩力指数（CTI）			
心室射血时间（VET）			
舒张早期充盈率（EDFR）			
左心做功指数（LCWI）			
外周血管阻力指数（SVRI）			
每搏输出量（SV）增量平台心率（HRSV）			
最大心率（HR$_{max}$）	60%HR$_{max}$	85%HR$_{max}$	
最大代谢当量（MET$_{max}$）	60%MET$_{max}$	85%MET$_{max}$	占最大心率百分比 %
步行速度（km/h）	60%步行速度	85%步行速度	
总 6MWT 距离	心肺功能分级		

续表

是否在试验中有暂停	否□ 是□	原因：
是否提前终止了试验	否□ 是□	原因：
试验中的其他症状		
试验结束时的其他症状		
血流动力学阻抗图		
血流动力学平衡图		
结论	静息心功能	
	6MWT 测试	
运动目标心率	次/min	
步行速度强度	km/h 或 m	
运动方式	快走	
运动时间	min	
运动负荷量		
力量训练	可□ 未可□ （要求：用力时呼气）	
力量训练内容	MET	

续表

运动注意事项
1. 做准备运动（预热）以及整理体操（放松） 2. 基本运动是有氧运动（步行或自行车运动或游泳等） 3. 按照运动处方进行运动 4. 在运动前后，适当进行水分的补充 5. 如有胸部症状（胸痛、胸部不适）、关节痛等，应终止运动
医师签名：

动态无创心输出量监测联合心肺运动试验评估标准操作流程

1. 用专用皮肤打磨剂（Nurper 胶）处理心输出量监测的电极位置，接好动态无创心输出量监测系统的6个电极，用酒精和皮肤磨砂纸处理心电图位置，接好12导联心电图导联10个电极，并用胶带将导联线固定，佩戴血压袖带。

2. 做卧位静息心电图，测血压并将动态无创心输出量监测系统定标以得到卧位静息血流动力学数值。

3. 静息状态（≥3分钟）　起身戴面罩，上功率踏车，静息3分钟，在动态无创心输出量监测系统上打标记静息，测量立位静息心电图、血压、血流动力学数值。

4. 无负荷热身运动（≥3分钟）　踏车速度保持在60r/min、0W/min，接近结束时记录心电图、血压、血流动力学数值，并在阶段开始时打标记热身。

5. 功率递增期（8~12分钟）　踏车负荷以 5~25W/min 的速度递增，转速保持在 60r/min，直至出现呼吸困难、腿部肌肉酸痛、全身疲劳，不能再进行运动或转速 ＜40r/min。打标记"运动"并在每1分钟打标记以记录功率数值。这期间应由经过训练的医务人员在场，密切观察患者症状、血压、心率、血流动力学、肺功能指标的变化，以及心律失常、心肌缺血等心电图改变并询问 Borg 程度，在动态无创心输出量监测系统上每1分钟标记 1 次负荷值，并注意每 2 分钟更新血压值。注意试验过程中可能出现的并发症，如快速或缓慢性心律失常、心肌梗死、心力衰竭、休克、血压显著升高或下降、血流动力学异常、呼吸困难、患者体力不支以及肌肉骨骼损伤甚至猝死等。运动中如果出现上述症状，要立即终止试验并做相应的观察和处理。

6. 恢复期（8~15分钟） 保持无负荷缓慢踏车 6 分钟，共观察 8~15 分钟。终止后如症状和/或异常迹象持续超过 15 分钟，建议进一步观察或治疗，注意动态无创心输出量监测在阶段开始时打标记恢复，阶段结束则标记停止。

运动试验终止的标准：

1. 心电图标准

（1）运动中或运动后在 R 波为主的导联 ST 段出现水平型或下斜型压低≥0.1mV（J 点后 60~80 毫秒），持续时间≥2 分钟。运动前原有 ST 段压低者，应在原有基础上再压低 0.1mV，持续时间≥2 分钟。

（2）运动中或运动后出现 ST 段水平型或弓背向上抬高≥0.2mV，持续时间≥1 分钟。

（3）ST 段上斜型下降 0.2mV 以上，同时 avR ST 段抬高 0.1mv 以上。

（4）出现一过性异常高耸 T 波伴对应导联 ST 段倒置。

2. 胸前区不适加重或出现心绞痛症状。

3. 心律失常如频发、多源室性期前收缩，室性心动过速，Ⅱ度以上房室传导阻滞。

4. 严重高血压（收缩压＞230mmHg，舒张压＞115mmHg）。

5. 运动负荷增加但收缩压下降≥20mmHg 或收缩压低于运动前。

6. 心率大于预计最大心率的 90%，或心率较运动前或前一级运动下降≥20 次/min，并伴随其他心肌缺血的征象（预计最大心率＝220 – 年龄）。

7. 最大摄氧量＞85% 预计值或通气量＞75% 最大预计值（预计最大自主通气能力＝$FEV_1 \times 35$）。

8. 每搏输出量随运动增加出现持续下降趋势。

9. 严重的末梢循环灌注不足，如发绀、喘息、面色苍白、恶心等，或出现低氧血症。

10. 出现神经系统症状，如运动失调、眩晕等。

11. 受试者感觉极度疲乏，无法继续耐受试验。

试验中紧急事件的诊室处理：

1. 心绞痛的处理　立即终止运动，平卧，测量血压，舌下含服硝酸甘油 0.5mg（在无低血压的情况下），吸氧，严密观察心电图、血压变化，安慰患者解除紧张情绪，必要时呼唤上级医师处理。

2. 急性心肌梗死的处理　立即终止运动，呼唤上级医师处理，舌下含服硝酸甘油 0.5mg，吸氧，严密观察心电图、血压变化，解除疼痛，安慰患者解除紧张情绪，注意心律失常，尽早转诊进行再灌注治疗。

3. 室性心动过速的处理　不伴血流动力学障碍的患者，及时转诊治疗处理。伴血流动力学障碍的患者，合并低血压、休克、脑血流灌注不足等症状，呼唤上级医师，同时准备实施直流电复律。

4. 心室扑动、心室颤动的处理　立即进行人工心肺复苏：胸外按压，电除颤（尤其是对心律失常引起的心脏骤停应该在胸外按压后第一时间除颤），人工呼吸。及时呼唤上级医师和其他医护人员处理。

5. 低氧血症的处理　予吸氧，监测指脉氧饱和度，复查血气分析，若持续低氧血症无法纠正，必要时行紧急气管插管，及时转呼吸科或重症监护病房进一步处理。

动态无创血流动力学负荷试验报告单

姓名		身高（cm）		体重（kg）	
性别		年龄（岁）		测试日期	
血流动力学心阻抗图	房缩波 A				
	室缩波 S				
	室舒波 O				
	参数	数值	参数	数值	
血流动力学静息评估	SV（ml）		CO（L/min）		
	HR（次/min）		CI [L/（min·m²）]		
	BP（mmHg）		CTI		
	VET（ms）		EDFR（%）		
	LCWI [（kg·m）/m²]		SVIR [（Dyn·s）/（cm⁵·m²）]		
	结论				

续表

血流动力学动态评估	峰值 SV（ml）	峰值 HR（次/min）		
	峰值 CO（L/min）	峰值 CI [L/（min·m²）]		
	峰值 BP（mmHg）	峰值 CTI		
	峰值 VET（ms）	峰值 EDFR（%）		
	峰值 LCWI [（kg·m）/m²]	峰值 SVIR [（Dyn·s）/（cm⁵·m²）]		
	每搏阈 HR（次/min）	每搏阈 SV（ml）		
	每搏阈 BP（mmHg）	每搏阈功率（W）		
	SV 持续下降			
	心律失常			
	结论			

附录五

运动康复七步法

步骤	练习	病房活动
1	深呼吸 卧床做主动及被动四肢运动	自己进餐、自行在床上抹脸、洗手及用便盆、升高床头坐起、可在医护人员协助下尝试坐（时间）15~30分钟，每日2~3次
2	与第一步相同，但在床上坐起	在床边抹身（上身及私处）、自行梳洗（梳头、剃须）、短时间阅读（少于15分钟）、坐起（时间）15~30分钟，每日2~3次，坐式八段锦锻炼（动作幅度小）1套/d
3	热身运动、用缓慢步伐行走30米、松弛运动	自行坐起、可尝试自行到洗手间（冲身除外），床旁练习太极拳基本步（可耐受独立站立患者）5~10分钟
4	热身运动、原地踏步运动10~15次、松弛运动	自行到洗手间、可尝试用温水冲身（宜先向医务人员咨询及量力而为），床旁练习太极拳基本步，5~10min/次，2~3次/d
5	（每日2次）热身运动、步行150米、尝试行几步楼梯、松弛运动	可自行到洗手间及进行各种清洗活动，床旁练习太极拳基本步，5~10min/次，2~3次/d，同时病房走廊练习站立式八段锦1套/d

续表

步骤	练习	病房活动
6	（每日2次）热身运动、步行150米、上落1段楼梯（1/2层）、松弛运动	继续以上活动
7	（每日2次）热身运动、步行150米、上落2段楼梯（1层）、松弛运动	继续以上活动，制订院外运动计划

参考文献

1. 胡盛寿，高润霖，刘力生，等.《中国心血管病报告 2018》概要［J］. 中国循环杂志，2019，34（3）：209-220.

2. Mark A Williams, Philip A Ades, Larry F Hamm, et al.Clinical evidence for a health benefit from cardiac rehabilitation: an update [J]. American Heart Journal, 2006, 152(5): 835-841.

3. Lindsey Anderson, Neil Oldridge, David R Thompson, et al.Exercise-based cardiac rehabilitation for coronary heart disease: cochrane systematic review and meta-analysis [J]. Journal of the American College of Cardiology, 2016, 67(1): 1-12.

4. Bradley G Hammill, Lesley H Curtis, Kevin A Schulman, et al.Relationship between cardiac rehabilitation and long-term risks of mortality and myocardial infarction among elderly medicare beneficiaries [J]. Circulation, 2010, 121(1): 63-70.

5. Kashish Goel, Ryan J Lennon, R Thomas Tilbury, et al.Impact of cardiac rehabilitation on mortality and cardiovascular events after percutaneous coronary intervention in the community [J]. Circulation, 2011, 123(21): 2344-2352.

6. Jason L Rengo, Patrick D Savage, Trace Barrett, et al.Cardiac rehabilitation participation rates and outcomes for patients with heart failure [J]. Journal of Cardiopulmonary Rehabilitation & Prevention, 2018, 38(1): 38-42.

7. Kerry J Stewart, Dalynn Badenhop, Peter H Brubaker, et al.Cardiac rehabilitation following percutaneous revascularization, heart transplant, heart valve surgery, and for chronic heart failure [J]. Chest, 2003, 123(6): 2104-2111.

8. 中华医学会心血管病学分会，中国康复医学会心血管病专业委员会，中国老年学学会心脑血管病专业委员会. 冠心病康复与二级预防中国专家共识［J］. 中华心血管病杂志，2013，

41（4）：267-275.

9. 中华医学会老年医学分会 75 岁及以上稳定性冠心病患者运动康复中国专家共识写作组. 75 岁及以上稳定性冠心病患者运动康复中国家共识［J］. 中华老年医学杂志，2017，36（6）：599-607.

10. 王乐民，沈玉芹. 慢性稳定性心力衰竭运动康复中国专家共识［J］. 中国循环杂志，2014（Z2）：113-119.

11. American Association of Cardiovascular and Pulmonary Rehabilitation. AACVPR Cardiac Rehabilitation Resource Manual [M]. Champaign: Human Kinetics, 2005.

12. 冯雪. 中西医结合 I 期心脏康复专家共识［M］. 北京：人民卫生出版社，2016.

13. Marco Guazzi, Ross Arena, Martin Halle, et al. 2016 focused update: clinical recommendations for cardiopulmonary exercise testing data assessment in specific patient populations [J]. Circulation, 2016, 133(24): e694-711.

14. Mathieu Gayda, Eve Normandin, Philippe Meyer, et al.Central hemodynamic responses during acute high-intensity interval exercise and moderate continuous exercise in patients with heart failure [J]. Appl Physiol Nutr Metab, 2012, 37(6): 1171–1178.

15. Randal J Thomas, Marjorie King, Karen Lui, et al.AACVPR/ACC/AHA 2007 performance measures on cardiac rehabilitation for referral to and delivery of cardiac rehabilitation/secondary prevention services [J]. Circulation, 2007, 116(14): 1611-1642.

16. 陆晓. 心脏康复的演变与进展［J］. 中国康复医学杂志，2017，32（1）：4-9.

17. Jose A Suaya, William B Stason, Philip A Ades, et al.Cardiac rehabilitation and survival in older coronary patients [J]. Journal of

the American College of Cardiology, 2009, 54(1): 25-33.

18. 刘涛波. 有氧运动对心血管功能的影响［C］// 中国生理学会. 2007 年全国运动生理学论文报告会论文汇编. 北京：中国生理学会，2007.

19. 胡大一. 推动心血管病预防与康复的一体化发展［J］. 中华高血压杂志，2016，24（10）：901.

20. KK Teo, MD Hetherington, RG Haennel, et al.Cardiac output measured by impedance cardiography during maximal exercise tests [J]. Cardiovascular Research, 1985, 19(12): 737-743.

21. Kress JP.Clinical trials of early mobilization of critically ill patients [J]. Crit Care Med, 2009, 37(10 Suppl): S442-447.

22. Massimo F Piepoli, Viviane Conraads, Ugo Corrà, et al.Exercise training in heart failure: from theory to practice.A consensus document of the Heart Failure Association and the European Association for Cardiovascular Prevention and Rehabilitation [J]. European Journal of Heart Failure, 2011, 13(4), 347-357.

23. Pohlman MC, Schwickert WD, Pohlman AS, et al.Feasibility of physical and occupational therapy beginning from initiation of mechanical ventilation [J]. Crit Care Med, 2010, 38(11): 2089-2094.

24. Donna Frownfelter, Elizabeth Dean.Cardiovascular and Pulmonary Physical Therapy: Evidence and Practice [M]. London: Elsevier Science Health Science div, 2005.

25. Robert D.Stevens, Nicholas Hart, Margaret S.Herridge. 重症康复医学：重症监护后的遗留问题及康复治疗［M］. 陈真，主译. 上海：上海科学技术出版社，2018.

26. Twigg E, Humphris G, Jones C, et al.Use of a screening questionnaire for post-traumatic stress disorder (PTSD) on a sample

of UK ICU patients [J]. Acta Anaesthesiol Scand, 2008, 52(2): 202-208.

27. Levine S, Nguyen T, Taylor N, et al.Rapid disuse atrophy of diaphragm fibers in mechanically ventilated humans [J]. N Engl J Med, 2008, 358(13): 1327-1335.

28. Bailey PR, Thompsen GEM, Spuhler VJR, et al.Early activity is feasible and safe in respiratory failure patients [J]. Crit Care Med, 2007, 35(1): 139-145.

29. Griggiths JA, Barber VS, Cuthbertson BH, et al.A national survey of intensive care follow-up clinics [J]. Anaesthesia, 2006, 61(10): 950-955.

30. R Richard, E Lonsdorfer-Wolf, A Charloux, et al.Non-invasive cardiac output evaluation during a maximal progressive exercise test, using a new impedance cardiograph device [J]. European Journal of Applied Physiology, 2001, 85(3-4): 202-207.

31. Jonathan Myers, Myo Wong, Chandana Adhikarla, et al.Cardiopulmonary and noninvasive hemodynamic responses to exercise predict outcomes in heart failure [J]. Journal of Cardiac Failure Vol, 2013, 19(2): 101-107.

32. Lang CC, Agostoni P, Mancini DM.Prognostic significance and measurement of exercise-derived hemodynamic variables in patients with heart failure [J]. J Card Fail, 2007, 13(8): 672-679.

33. Daussin FN, Zoll J, Dufour SP, et al.Effect of interval versus continuous training on cardiorespiratory and mitochondrial functions: relationship to aerobic performance improvements in sedentary subjects [J]. Am J Physiol Regul Integr Comp Physiol, 2008, 295(1): R264-272.

34. Enright PL, Sherrill DL.Reference equations for the six-minute

walk in healthy adults [J]. Am J Respir Crit Care Med, 1998, 158 (5 Pt 1): 1384-1387.

35. Lang CC, Karlin P, Haythe J, et al.Peak cardiac power output, measured noninvasively, is a powerful predictor of outcome in chronic heart failure [J]. Circ Heart Fail, 2009, 2(1): 33-38.

36. Véronique L Billat, Hélène Petot, Morgan Landrain, et al.Cardiac output and performance during a marathon race in middle-aged recreational runners [J]. The ScientificWorld Journal, 2012, 2012: 810859.

37. HH Woltjer, HJ Bogaard, JG Bronzwaer, et al.Prediction of pulmonary capillary wedge pressure and assessment of stroke volume by noninvasive impedance cardiography [J]. American Heart Journal, 1997, 134(3): 450-455.

38. Adriano R Tonelli, Laith Alkukhun, Vineesha Arelli, et al.Value of impedance cardiography during 6-minute walk test in pulmonary hypertension [J]. Clin Transl Sci, 2013, 6(6): 474-480.

39. Mayron F Oliveira, Gabriela Zanussi, Bianca Sprovieri, et.al. Alternatives to aerobic exercise prescription in patients with chronic heart failure [J]. Arq Bras Cardiol, 2016, 106(2): 97-104.

40. Charloux A, Lonsdorfer-Wolf E, Richard R, et al. A new impedance cardiograph device for the non-invasive evaluation of cardiac output at rest and during exercise: comparison with the "direct" Fick method [J]. Eur J Appl Physiol, 2000, 82(4): 313-320.

41. Hong-Lian Zhou, Ling Ding, Tao Mi, et al.Values of hemodynamic variation in response to passive leg raising in predicting exercise capacity of heart failure with preserved ejection fraction [J]. Medicine, 2016, 95(44): 132-138.

42. Jean Bour, John Kellett.Impedance cardiography: a rapid and cost-

effective screening tool for cardiac disease [J]. Eur J Intern Med, 2008, 19(6): 399-405.

43. Farahnak Assadi.Passive leg raising: simple and reliable technique to prevent fluid overload in critically ill patients [J]. Int J Prev Med, 2017, 8：48.

44. Andrew R Hsu, Kimberly E Barnholt, Nicolas K Grundmann, et al.Cardiac output and exercise performance during acute hypoxia, but not normoxia [J]. J Appl Physiol, 2006, 100(6): 2031-2040.

45. Eloara M Ferreira, Jaquelina S Ota-Arakaki, Priscila B Barbosa, et al.Signal morphology impedance cardiography during incremental cardiopulmonary exercise testing in pulmonary arterial hypertension [J]. Clin Physiol Funct Imaging, 2012, 32(5): 343-352.

46. Lester A Critchley, Anna Lee, Anthony M-H Ho.A critical review of the ability of continuous cardiac output monitors to measure trends in cardiac output [J]. Anesth Analg, 2010, 111(5): 1180-1192.

47. 中国医师协会心脏重症专家委员会. 低心排血量综合征中国专家共识［J］. 解放军医学杂志，2017，42（11）：933-944.

48. Yan J, Shen Y, Wang Y, et al.Increased expression of hypoxia-inducible factor-1α in proliferating neointimal lesions in a rat model of pulmonary arterial hypertension [J]. Am J Med Sci, 2013, 345(2): 121-128.